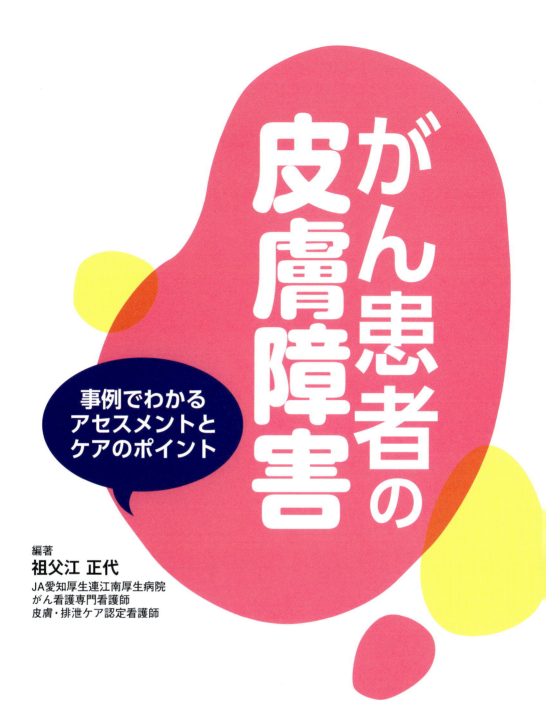

がん患者の皮膚障害

事例でわかるアセスメントとケアのポイント

編著
祖父江 正代
JA愛知厚生連江南厚生病院
がん看護専門看護師
皮膚・排泄ケア認定看護師

サイオ出版

本書に記載されている内容は、出版時の最新情報に基づいた臨床例等をを掲載するため、編者、執筆者ならびに出版社が最善の努力をしております。しかし、本書の記載内容によりトラブルや損害、不足の事故等が生じた場合、編者、執筆者ならびに出版社は、その責を負いかねます。

　また、本書に記載されている医薬品や医療機器等の使用にあたっては、最新の添付文書や取り扱い説明書を常にご参照のうえ、適応や使用方法等をご確認ください。

株式会社サイオ出版

はじめに

　がん治療はここ数年で目覚ましく進歩し、「がんに罹ったら死に至る」という病気から「がんに罹ったが治った」といえる時代に少しずつ近づいてきました。しかし、その反面、がん治療の副作用に悩んでいる方も少なくありません。嘔気、食欲不振、倦怠感などとならび、分子標的治療薬や放射線治療などに伴う皮膚障害も患者さんを悩ませる副作用のひとつです。また、その程度によっては、がん治療の継続が困難になることもあるため、皮膚障害が重症化しないようにすることが必要です。

　一方、がんを治すことが難しく、がんとともに生きている方は「一つ症状が増えるたびに、死が近づいたと感じてしまう」と話されます。痛みや呼吸困難、全身倦怠感、腹部膨満感などと同様に、褥瘡、がんの自壊、瘻孔形成なども一つの症状として認識し、その状態の変化に一喜一憂します。このような症状による苦痛があると、生きていくこと自体もつらくなってしまうこともあります。そのため、がん患者さんがその人らしい生活を維持できるよう、症状による苦痛をできるかぎり緩和していくことが必要です。

　今回、がんの診断期から終末期にわたって起こりうる皮膚障害の予防から発生後のケアについてまとめる機会をいただきました。がんも治るようになってきたとはいえ、がん患者さんはがんと診断されてから、ずっと今後の生活や死への不安をいだきながらがんと闘っています。なかには、「がんは治ったと説明を受けたが、何年たっても再発への不安は拭いきれない」と言われる方もいます。

　このような状況のなかで、私たち看護職にできることは、ケアを駆使してできるかぎり皮膚障害を予防するとともに、発生した皮膚障害や皮膚病変を適切に管理して、新たな身体的苦痛や精神的苦痛をつくらない、増強させないことではないかと思います。

　本書では、より実践につながるケアを紹介したいという思いから、各ケアを専門的に行っている皮膚・排泄ケア認定看護師、がん化学療法看護認定看護師、がん放射線療法看護認定看護師、MSWの方々に、事例をもとにケアの実際を紹介していただきました。患者さんをイメージしながら、ケアの参考にしていただけると幸いです。

　本書が多くの看護職の方々のお役に立てること、そして、少しでも多くのがん患者さんの治療継続、苦痛緩和、その人らしい日常生活の維持につながることを願っています。

　最後に、お忙しいなか分担執筆いただきました執筆者の方々、このような機会をいただきましたサイオ出版ならびにヴィンセントの編集者の方々に深く感謝いたします。

2015年8月

祖父江正代

CONTENTS

がん患者の皮膚障害
事例でわかるアセスメントとケアのポイント

編著
祖父江正代
JA愛知厚生連江南厚生病院 がん看護専門看護師/皮膚・排泄ケア認定看護師

part ❶ 手術を受ける患者の皮膚障害ケア

- **008** …… 手術中に発生する褥瘡の予防とケア／丹波光子
- **014** …… 手術後に発生する褥瘡の予防とケア／志村知子
- **021** …… 医療関連機器圧迫創傷の予防とケア／志村知子
- **028** …… 離開創のアセスメントとケア／志村知子

part ❷ がん化学療法を受ける患者の皮膚障害ケア

- **036** …… 手足症候群・皮膚乾燥のアセスメントとケア／松井優子・川場美恵・佐々木絵美
- **042** …… 痤瘡様皮疹のアセスメントとケア／松井優子・天野こず江
- **047** …… 爪囲炎のアセスメントとケア／木下幸子
- **052** …… 移植片対宿主病(GVHD)のアセスメントとケア／久保美千代
- **059** …… ストーマ周囲の皮膚障害の予防とケア／山田陽子

part ❸ がん放射線治療を受ける患者の皮膚障害ケア

- **066** …… 放射線皮膚炎の予防とケア／祖父江正代・楓淳
- **073** …… ストーマ周囲の皮膚障害の予防とケア／山田陽子・松岡さなえ

part ❹ がん終末期患者の皮膚障害ケア

- 080 …… スキンテアの予防とケア／祖父江正代
- 088 …… 褥瘡の予防とケア／祖父江正代
- 097 …… 便失禁による皮膚障害の予防とケア／井本俊子
- 104 …… がん自壊創のアセスメントとケア／杉本はるみ
- 109 …… 瘻孔のアセスメントとケア／杉本はるみ
- 117 …… 浮腫とリンパ漏のアセスメントとケア／森貴子

part ❺ 在宅療養中のがん患者の皮膚障害ケア

- 124 …… 褥瘡の予防とケア／近藤貴代
- 130 …… 皮膚障害のケアに必要な地域連携体制／野田智子

- 141 …… さくいん

● 編著

祖父江正代 JA愛知厚生連江南厚生病院 緩和ケア病棟／がん相談支援センター／スキンケア相談室
がん看護専門看護師／皮膚・排泄ケア認定看護師

● 執筆者（執筆順）

丹波　光子 杏林大学医学部付属病院 皮膚・排泄ケア認定看護師

志村　知子 日本医科大学付属病院 高度救命救急センター 皮膚・排泄ケア認定看護師

松井　優子 金沢医科大学看護学部 准教授 がん化学療法看護認定看護師

川場　美恵 公立松任石川中央病院 がん化学療法看護認定看護師

佐々木絵美 社会医療法人財団董仙会 恵寿金沢病院 がん化学療法看護認定看護師

天野こず江 日本赤十字社金沢赤十字病院 がん化学療法看護認定看護師

木下　幸子 金沢医科大学看護学部 講師 皮膚・排泄ケア認定看護師

久保美千代 愛媛県立中央病院 皮膚・排泄ケア認定看護師

山田　陽子 産業医科大学病院 皮膚・排泄ケア認定看護師

松岡さなえ 産業医科大学病院 がん放射線療法看護認定看護師

祖父江正代 前掲

楓　　淳 JA愛知厚生連江南厚生病院 スキンケア相談室 皮膚・排泄ケア認定看護師

井本　俊子 公立学校共済組合関東中央病院 皮膚・排泄ケア認定看護師

杉本はるみ 愛媛大学医学部附属病院 総合診療サポートセンター 皮膚・排泄ケア認定看護師

森　　貴子 自治医科大学附属病院 中央放射線部 がん放射線療法看護認定看護師／リンパ浮腫療養士

近藤　貴代 JA愛知厚生連知多厚生病院 皮膚・排泄ケア認定看護師

野田　智子 JA愛知厚生連江南厚生病院 医療ソーシャルワーカー

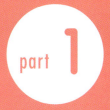

手術を受ける患者の皮膚障害ケア

- 手術中に発生する褥瘡の予防とケア
- 手術後に発生する褥瘡の予防とケア
- 医療関連機器圧迫創傷の予防とケア
- 離開創のアセスメントとケア

part 1 手術を受ける患者の皮膚障害ケア

丹波 光子

手術中に発生する褥瘡の予防とケア

褥瘡ハイリスク要因と手術中の褥瘡発生要因

2006年4月の診療報酬改正により、「褥瘡ハイリスク患者ケア加算」が制定され、重点的な褥瘡ケアが適切に行われた場合に算定されることとなった。褥瘡のハイリスクには8項目があるが、そのなかの2項目が手術に関連している（④6時間以上の全身麻酔下による手術を受けたもの、⑤特殊体位による手術を受けたもの）。つまり、手術は褥瘡発生の危険が高いものとされているのである。

手術中には圧切替型エアマットレスは使用できないため、どの施設でも限られた用具を用いて手術室での褥瘡予防対策がとられている。

手術中の褥瘡発生要因は以下のとおりである。

①全身麻酔下で手術を受ける患者は、意識がなく自力体位変換ができない状態にあり、手術によっては長時間の同一体位となり、同一部位が圧迫される。

②手術を安全・スムーズに行うために術野の確保が必要になるため、特殊体位がとられる。特殊体位（截石位、側臥位、腹臥位など）により、それぞれの体位で骨突出部位への圧迫がかかる。

③手術中には手術野のローテーションを行う場合があり、ローテーションによる摩擦とずれが発生する。

褥瘡のハイリスク：8項目
①ショック状態のもの
②重度の末梢循環不全のもの
③麻薬等の鎮痛・鎮静剤の持続的な使用が必要であるもの
④6時間以上の全身麻酔下による手術を受けたもの
⑤特殊体位による手術を受けたもの
⑥強度の下痢が続く状態であるもの
⑦極度の皮膚の脆弱（低出生体重児、GVHD、黄疸等）であるもの
⑧褥瘡に関する危険因子（病的骨突出、皮膚湿潤、浮腫等）があって既に褥瘡を有するもの

	手術体位	褥瘡好発部位
後方アプローチ脊椎手術	腹臥位	顔面、胸部
肺・腎・整形（THA）手術	側臥位	肩、大転子
脳外科手術	パークベンチ	顔面、胸部
婦人科・泌尿器科・直腸手術	截石位	仙骨、殿部

手術体位により、褥瘡発生部位は異なる。術後に褥瘡好発部位を観察することが大切である

図1 ▶ 手術体位と褥瘡好発部位

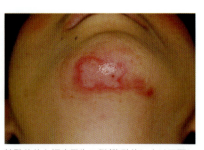

特殊体位と褥瘡発生の例（腹臥位により下顎に発生した褥瘡）

④固定用具（マジックベッド、4点固定具）により局所に圧迫が加わる。

なお、手術中の特殊体位と褥瘡好発部位を**図1**に示す。

手術室での褥瘡予防

❶手術中の褥瘡予防

『褥瘡予防・管理ガイドライン第3版』では、手術中の褥瘡予防について述べている（CQ10.5）。

①褥瘡発生のリスクのある患者には、手術台に体圧分散マットレスを使用するようにすすめられる。　　　　　　　　　　　　　　　　**推奨度B**

②術中に、マットレス以外に踵部、肘部などに突出部にゲルまたは粘着パッドを使用するようにすすめられる。　　　　　　　　　　　**推奨度B**

③術中・後に圧切替型エアマットレスを使用してもよい。　　**推奨度C1**

④大腿骨頸部骨折手術を受ける患者には、術中にビーズベッドシステムを使用してもよい。　　　　　　　　　　　　　　　　　　　　**推奨度C1**

⑤心臓外科手術を受ける患者には、術中に体温動作粘弾性フォームを使用してよい。　　　　　　　　　　　　　　　　　　　　　　　**推奨度C1**

褥瘡発生のリスクのある患者を抽出し、体圧分散寝具の整備や用具についての予防策について述べている。用具については各病院で工夫しているのが現状である。

❷手術中の褥瘡発生リスクアセスメント

①個体要因

リスク要因と褥瘡発生の原因は以下のとおりである。

- **年齢、BMI**：高齢者では、骨の変形やBMIが低い場合などは骨突出がある。肥満の場合は皮膚同士の接触によりずれや圧迫が加わる（DTIの危険性）。
- **栄養状態（TP、Alb、Hb）**：栄養状態不良や貧血が原因となる。
- **関節可動域**：関節拘縮、麻痺が原因となる。
- **皮膚の状態**：乾燥・浮腫・湿潤、褥瘡の有無が原因となる。

②手術、麻酔による要因

リスク要因と褥瘡発生の原因は以下のとおりである。

- **手術内容、手術室在室時間、手術体位**：特殊体位や長時間の手術ではずれや圧迫が原因となる。
- **麻酔薬、出血量、低体温**：麻酔薬による体温調節機能の抑制、末梢血管の拡張により低体温となる。低体温では、中枢温が低下すると、組織温度は下がり、末梢組織の虚血状態を引き起こし、多量の出血では、循環不良が発生しやすい。
- **湿潤**：出血や滲出液、消毒薬、発汗などにより皮膚が浸軟することにより、少しの外力（圧迫・ずれなど）により容易に皮膚損傷を受けやすい。

手術時褥瘡発生のリスク要因
①年齢、BMI
②栄養状態
③関節可動域
④皮膚の状態
⑤手術内容、手術室在室時間、手術体位
⑥麻酔薬、出血量、低体温
⑦湿潤

❸ 体圧分散用具

通常の褥瘡予防にはエアマットレスが使用されるが、手術中は術野を確保して安全に行う必要があるため、ウレタンマットレスやゲルマットレスが使用される。

当院では、実際使用するマットレスで体圧測定を行い用具について検討した（図2）。

体圧分散用具は、ウレタンマットレスやゲルマットレスが推奨されている

❹ ポジショニング

点で支えるのではなく面で支えるよう、用具を工夫してポジショニングを設定する（図3）。腋窩などにはジェル枕やマットを使用し圧迫をさせる。

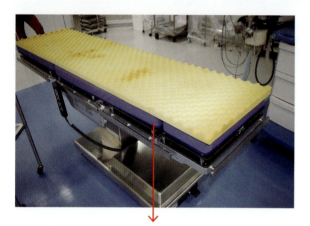

手術ベッドとウレタンフォームマットレス（厚さ12cm）

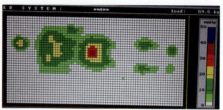

手術台のみの体圧

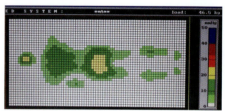

マットレスを追加したときの体圧

図2 ▶ 体圧分散用具による褥瘡予防

①腹臥位での体圧調整

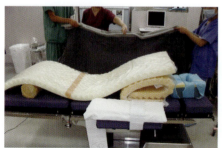

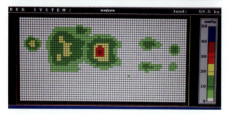

②側臥位での体圧調整

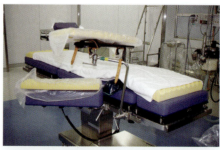

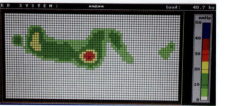

大転子の除圧がはかれないためマットを1枚追加した

図3 ▶ ポジショニングによる褥瘡予防

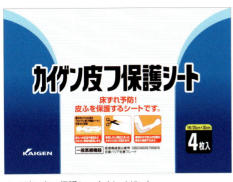
カイゲン皮フ保護シート(カイゲン)

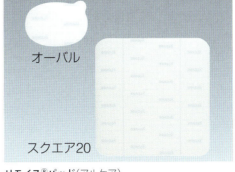
リモイス®パッド(アルケア)

図4 ▶ ずれや摩擦が発生する部位に使用する用品

❺ずれ・摩擦予防

『褥瘡予防・管理ガイドライン第3版』では、手術中のスキンケアについて述べている(CQ8.3)。

①仰臥位手術患者の場合、褥瘡発生予防にどのようなスキンケアを行うとよいか:仙骨部にポリウレタンフィルムドレッシング材の貼付を行ってもよい。

②ずれや摩擦が発生する部位にはフィルム、皮膚バリア粘着プレート、局所用粘着パッドを使用し予防する(**図4**)。

事例　術中の圧迫により右殿部にDTIが発生した膵がん患者さん

患者:Aさん、80代、男性
術後の経過(図5)

手術翌日、右殿部が紫色に変色し、一部は水疱が破れて滲出液を伴い、周囲の熱感と硬結も伴っていた。1週間後、周囲皮膚は発赤、中央部分が黒色壊死となり、褥瘡の深さ判定は不能となった。2週間後には、筋層を超える深い褥瘡となった。

❶深部組織損傷(DTI)の経過観察

初期の段階では浅い褥瘡(d1〜d2)にみえる褥瘡が、2〜3週間経過したころから壊死組織を伴った深い褥瘡(DU)になる。あたかも悪化したように思われるが、実際は初期の段階で深部の皮下組織に炎症が及んでいる状態である。手術患者や、倒れていた時間が長い救急患者に多く発生する。発生部位は骨突出部以外に発生しやすく、体格のいい筋肉が発達している

DTI
deep tissue injury
深部組織損傷

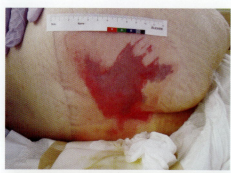

手術翌日、右殿部が紫色に変色し、水疱が破れて滲出液を伴っている部分もみとめられた

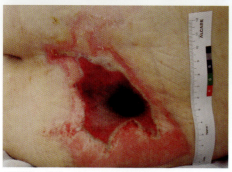

1週間後の状態。DU：e1S15i2G6N6P0 30であり、褥瘡と健常皮膚との境界はまだ不明瞭である

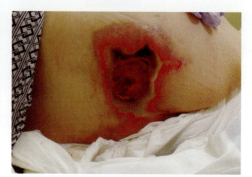

2週間後、筋層を超える深い褥瘡となった

図5 ▶ Aさんの深部組織損傷

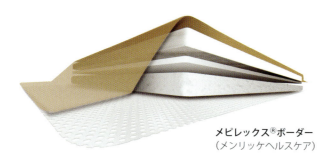

メピレックス®ボーダー
（メンリッケヘルスケア）

図6 ▶ シリコン素材の創傷皮膚保護剤

人に発生することが多い。

　DTI発症直後は、発赤、硬結、熱感がみられ、手術2～3日後に手術による侵襲が回避された後、褥瘡部の痛みを訴えることが多い。手術後DTIかどうか超音波エコーを用いて早期に診断されるようになってきた。

　DTIが疑われる場合は、観察ができるフィルムやシリコンでできているポリウレタンドレッシング材を使用し、毎日観察することが必要である。

　Aさんの場合、滲出液があったため、毎日観察が容易なシリコン素材の創傷皮膚保護剤（**図6**）を使用した。

Point
DTIが疑われる場合は、毎日観察することができるドレッシング材を使用する

❷褥瘡発生の要因と予防方法の検討

　手術後に褥瘡が発生した場合には褥瘡対策チームに連絡し、専従看護師が褥瘡かどうかの判定を行い、褥瘡の経過観察、処置を行う。また、褥瘡専従看護師は、手術室看護師とともに褥瘡の発生要因、予防対策について話し合うことが必要である。

　翌日、病棟看護師より連絡があり褥瘡回診を行った。手術室看護師と褥瘡について検討し、次回からウレタンマットを追加するようにした。

術後に褥瘡がみられたら、発生要因と予防方法について検討する

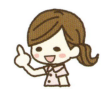

引用・参考文献
1) 日本褥瘡学会編:褥瘡ガイドブック——褥瘡予防・管理ガイドライン第3版準拠. 照林社, 2012.
2) 溝上祐子編:褥瘡治療・ケアトータルガイド. p.247〜252, 照林社, 2009.

part 1 手術を受ける患者の皮膚障害ケア

手術後に発生する褥瘡の予防とケア

志村 知子

周術期患者の褥瘡発生要因

　がんに対する治療法の1つである手術療法は、化学療法や放射線療法に比べて根治性が高く、リンパ節郭清を中心とした拡大手術のほか、近年では術後QOLを考慮した機能温存手術や内視鏡手術などの低侵襲手術が注目されている。いずれにしても手術を受けた患者は術後合併症の併発リスクがあり、褥瘡はその1つである。

　褥瘡発生危険因子は、患者がもつ個体要因と患者周囲の環境・ケア要因の2つに大別され（**図1**）、この2大要因が複雑に絡みあって褥瘡が発生する。患者がどの病期にあり、どのような褥瘡リスク因子を有しているのかをアセスメントし、看護ケアにつなげる必要がある。

褥瘡は個体要因と環境・ケア要因が複雑に絡みあって発生するため、患者の病期、褥瘡リスク因子をアセスメントする

事例　術後4日目に仙骨部とその周囲に褥瘡が発生した肺がん患者さん

患者：Bさん、50代、男性。会社役員で妻との2人暮らし（すでに独立した2人の娘がいる）

経過

　数か月前から疲れやすさと食欲不振を自覚し、体重が4kg減少したことを気にしていた。仕事が忙しく病院を訪ねるに至らなかったが、会社の健康診断で受けた胸部X線検査で異常所見を指摘され、重い腰を上げて大学病院を受診した。諸検査の結果、ⅢA期の肺がんであると診断を受け、医師から「腫瘍を摘出するために手術を行い、その後化学療法と放射線療法による追加治療を検討する」と説明された。1週間後、Bさんは全身麻酔下で開胸手術を受け、右肺上葉と周囲のリンパ節を切除した。

　術後の経過は安定しており、いったん集中治療室に入室後、翌日外科病棟へ転棟した。胸腔ドレーン、末梢輸液ライン、膀胱留置カテーテルが挿入され、胸部硬膜外カテーテルによる鎮痛・鎮静薬が持続投与されていた。

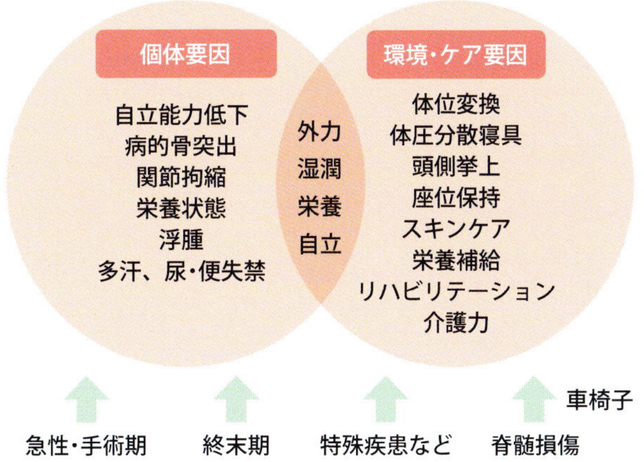

図1 ▶ 褥瘡発生の概念図（日本褥瘡学会）　文献9）p.24より引用

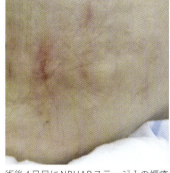
術後4日目にNPUAPステージⅠの褥瘡が発生した

図2 ▶ Bさんの仙骨部の褥瘡

表1 ▶ NPUAP分類（2007年改訂版）

DTI疑い	圧力および/またはせん断力によって生じる皮下軟部組織の損傷に起因する、限局性の紫色または栗色の皮膚変色、または血疱
ステージⅠ	通常骨突出部位に限局する消退しない発赤を伴う、損傷のない皮膚。暗色部位の明白な消退は起こらず、その色は周囲の皮膚と異なることがある
ステージⅡ	スラフを伴わない、赤色または薄赤色の創底をもつ、浅い開放潰瘍として現れる真皮の部分欠損。破れていないまたは開放した/破裂した血清で満たされた水疱として現れることがある
ステージⅢ	全層組織欠損。皮下脂肪は確認できるが、骨、腱、筋肉は露出していないことがある。スラフが存在することがあるが、組織欠損の深度がわからなくなるほどではない。ポケットや瘻孔が存在することがある
ステージⅣ	骨、腱、筋肉の露出を伴う全層組織欠損、黄色または黒色壊死が創底に存在することがある。ポケットや瘻孔を伴うことが多い
判定不能	創底で潰瘍の底面がスラフ（黄色、黄褐色、灰色、または茶色）および/またはエスカー（黄褐色、茶色、または黒色）で覆われている全層組織欠損

文献10）p.26より引用

　術後1日目から食事が開始となったが思いつめた様子で食思がなく、離床が進まなかった。術後3日目に硬膜外カテーテルが抜去されたが、痛みを訴え終日ベッド上で臥床している状態であった。

　術後4日目、仙骨部の痛みを訴えたため皮膚の状態を確認したところ、仙骨部とその周囲にNPUAPステージⅠ（**表1**）の褥瘡（消退しない発赤で皮膚損傷はない）が発見された（**図2**）。BさんのICU入室時のブレーデンスケール（褥瘡発生リスクアセスメントスケール、**表2**）の点数は、［知覚の認知：3、湿潤：2、活動性：1、可動性：2、栄養状態：2、摩擦とずれ：1＝11点］、外科病棟に転室した際は、［知覚の認知：3、湿潤：3、活動性：1、可動性：2、栄養状態：1、摩擦とずれ：2＝12点］であった。

❶褥瘡発生リスクアセスメント

　手術を受けた患者は、麻酔薬の影響などによって術後の覚醒が遅延する場合がある。覚醒遅延による意識レベルの低下とそれに伴う知覚認知力と活動性の低下は、患者自身による自力体位変換を妨げ、褥瘡発生の要因となる。そこで、術後患者の褥瘡発生リスクをアセスメントする必要がある。

表2 ▶ ブレーデンスケール

患者氏名＿＿＿＿＿＿＿＿＿＿　　評価者氏名＿＿＿＿＿＿＿＿＿＿　　　　　　　　　　　　評価年月日　／　／

	1	2	3	4		
知覚の認知	**1. 全く知覚なし** 痛みに対する反応（うめく、避ける、つかむ等）なし。この反応は、意識レベルの低下や鎮静による。あるいは、体のおおよそ全面にわたり痛覚の障害がある	**2. 重度の障害あり** 痛みのみに反応する。不快感を伝えるときには、うめくことや身の置き場なく動くことしかできない。あるいは、知覚障害があり体の1/2以上にわたり痛みや不快感の感じ方が完全ではない	**3. 軽度の障害あり** 呼びかけに反応する。しかし、不快感や体位変換のニーズを伝えることが、いつもできるとは限らない。あるいは、いくぶん知覚障害があり、四肢の1、2本において痛みや不快感の感じ方が完全ではない部位がある	**4. 障害なし** 呼びかけに反応する。知覚欠損はなく、痛みや不快感を訴えることができる		
湿潤	**1. 常に湿っている** 皮膚は汗や尿などのために、ほとんどいつも湿っている。患者を移動したり、体位変換するごとに湿気が認められる	**2. たいてい湿っている** 皮膚はいつもではないが、しばしば湿っている。各勤務時間中に少なくとも1回は寝衣寝具を交換しなければならない	**3. ときどき湿っている** 皮膚はときどき湿っている。定期的な交換以外に、1日1回程度、寝衣寝具を追加して交換する必要がある	**4. めったに湿っていない** 皮膚は通常乾燥している。定期的に寝衣寝具を交換すればよい		
活動性	**1. 臥床** 寝たきりの状態である	**2. 座位可能** ほとんど、または全く歩けない。自分で体重を支えられなかったり、椅子や車椅子に座るときは、介助が必要であったりする	**3. ときどき歩行可能** 介助の有無にかかわらず、日中ときどき歩くが、非常に短い距離に限られる。各勤務時間中に、ほとんどの時間を床上で過ごす	**4. 歩行可能** 起きている間は少なくとも1日2回は部屋の外を歩く。そして、少なくとも2時間に1度は室内を歩く		
可動性	**1. 全く体動なし** 介助なしでは、体幹または四肢を少しも動かさない	**2. 非常に限られる** ときどき体幹または四肢を少し動かす。しかし、しばしば自力で動かしたり、または有効な（圧迫を除去するような）体動はしない	**3. やや限られる** 少しの動きではあるが、しばしば自力で体幹または四肢を動かす	**4. 自由に体動する** 介助なしで頻回にかつ適切な（体位を変えるような）体動をする		
栄養状態	**1. 不良** 決して全量摂取しない。めったに出された食事の1/3以上を食べない。蛋白質・乳製品は1日2皿（カップ）分以下の摂取である。水分摂取が不足している。消化態栄養剤（半消化態、経腸栄養剤）の補充はない。あるいは、絶食であったり、透明な流動食（お茶、ジュース等）なら摂取する。または、末梢点滴を5日以上続けている	**2. やや不良** めったに全量摂取しない。ふだんは出された食事の約1/2しか食べない。蛋白質・乳製品は1日3皿（カップ）分以下の摂取である。ときどき消化態栄養剤（半消化態、経腸栄養剤）を摂取することがある。あるいは、流動食や経腸栄養を受けているが、その量は1日必要摂取量以下である	**3. 軽度の障害あり** たいていは1日3回以上食事をし、1食につき半分以上は食べる。蛋白質・乳製品を1日4皿（カップ）分摂取する。ときどき食事を拒否することもあるが、勧めれば通常摂食する。あるいは、栄養的におおよそ整った経管栄養や高カロリー輸液を受けている	**4. 障害なし** 毎食おおよそ食べる。通常は蛋白質・乳製品を1日4皿（カップ）分以上摂取する。ときどき間食（おやつ）を食べる。補食する必要はない		
摩擦とずれ	**1. 問題あり** 移動のためには、中等度から最大限の介助を要する。シーツでこすれずに体を動かすことは不可能である。しばしば床上や椅子の上でずり落ち、全面介助で何度も元の位置に戻すことが必要となる。痙攣、拘縮、振戦は持続的に摩擦を引き起こす	**2. 潜在的に問題あり** 弱々しく動く。または最小限の介助が必要である。移動時、皮膚はある程度シーツや椅子、抑制帯、補助具等にこすれている可能性がある。たいがいの時間は、椅子や床上で比較的よい体位を保つことができる	**3. 問題なし** 自力で椅子や床上を動き、移動中十分に体を支える筋力を備えている。いつでも椅子や床上でよい体位を保つことができる			
				Total		

©Braden and Rergstrom. 1988　訳：真田弘美（東京大学大学院医学系研究科）/大岡みち子（North West Community Hospital, USA）

わが国では、褥瘡リスクアセスメントツールとしてブレーデンスケールが広く用いられており、比較的看護力の高い大学病院ではブレーデンスケール14点以下が褥瘡発生の危険性が高いと判断される[1]。BさんのICU入室時のブレーデンスケールの点数は11点、外科病棟に転棟した際は12点で、いずれの時点でも褥瘡発生リスクは高い。

❷体圧分散ケアと摩擦・ずれの排除

①体圧分散マットレスの選択

ブレーデンスケールにおける活動性が2点以下、可動性が3点以下が、体圧分散マットレスの使用基準となる。Bさんは活動性・可動性の点数がともに低く、体圧分散マットレスの使用が適切であると判断される。

また、簡易式体圧・ずれ力測定器（図3）を用いた体圧測定も体圧分散マットレスの使用判断基準となる。仙骨部や大転子部などの褥瘡好発部位の体圧を測定し、体圧が40mmHg以上であれば褥瘡発生の危険性が高いと判断して体圧分散マットレスを選択する[2]。

留意すべきは、術式に応じたBさんの術後の体動制限を予測し、状況に適した素材のマットレスを準備することである。意識状態の低下や強い痛みによって活動性が妨げられる場合は、体圧分散マットレスのなかでも圧切替型マットレスの使用が適しているが、麻酔から完全に覚醒し、疼痛コントロールが適切に行われ、BさんのADLが拡大した際には、マットレスの過剰な沈み込みがその活動性を妨げないように、体圧分散性と適度な反発力を兼ね備えた静止型マットレスが適切である。

②体位変換

Bさんのバイタルサインは術後から安定しており、体位を変化させることによる循環動態の変動の危険性はないと考えられる。したがって、体位変換は術直後から開始してもよい。

体位変換の実施頻度は、200mmHg以上の圧迫が同一部位に2時間以上加わると圧迫された部位が壊死に陥るという過去の報告[3]から、壊死に至る前の介入が必要であるという理由により2時間ごとの実施が基本と考えられるようになった。2005年に、標準マットレスを用いて2時間ごとの体位変換を実施するよりも体圧分散マットレスを用いて4時間ごとの体位変換を実施したほうが褥瘡発生率が低減することが示されたが[4]、この結果は欧米人を対象としたものであり、日本人を対象とした体位変換の間隔については明らかではない。

いずれにしても、体圧分散マットレスを効果的に用いながら、患者の褥瘡発生リスクにあわせて体位変換の頻度を決定することが肝心である。体位変換の際は、創部を不用意に刺激して痛みが増強することを防ぐため、患者のペースに合わせて行う。

③摩擦とずれの排除

褥瘡発生リスクには身体への圧力だけでなく"摩擦"と"ずれ"も含まれ、

褥瘡発生リスクのアセスメント
大学病院などでは、ブレーデンスケール14点以下が褥瘡発生の危険性が高いと判断される

体圧分散マットレスの使用基準
①ブレーデンスケール：活動性2点以下、可動性3点以下
②簡易式体圧・ずれ力測定器による体圧測定：40mmHg以上

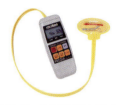

プレディア/MEA（モルテン）
※2015年4月末、発売中止

図3▶簡易式体圧・ずれ力測定器

術後の体動制限を予測し、状況に適した素材のマットレスを準備する

 エビデンス

欧米では「標準マットレスを用いた2時間ごとの体位変換」よりも「体圧分散マットレスを用いた4時間ごとの体位変換」が有効との報告もあるが、日本人を対象としたものは明らかではない

これらを予防するケアとして「背抜き」が有効とされている。「背抜き」は身体後面にかかる圧を軽減させ、褥瘡予防ケアとして有効であるだけでなく、身体の違和感や苦痛が除かれることで患者に安楽をもたらす。「背抜き」には、完全に身体をベッドから離す方法と、背中から殿部のマットレスを押して身体との間に隙間をつくる方法がある。

　Bさんのように痛みにより体位変換に伴う苦痛が増強するようであれば、患者の背中から殿部のマットレスを押して身体との間に隙間をつくって圧を解除するとよい。また、ヘッドアップするときは、身体が足元へ滑ることによるずれを軽減するために先に膝上げを行い、次いでヘッドアップを行う。

　ヘッドアップ完了時には「背抜き」を行うが、頭部を下げる目的でヘッドダウンした際にも同様に行う。褥瘡予防としてのヘッドアップは、摩擦やずれをできるかぎり低減させる目的により30°以下が望ましいとされている[5]。摩擦を予防するケアとして、骨突出部位にあらかじめポリウレタンフィルム材を貼付することも有用である。

❸栄養状態の改善

　血清アルブミン値3.5g/dL以下やヘモグロビン値の低下[6]、入院前の体重減少率が1か月に5％以上あるいは3か月で7.55％以上みとめられる[7]といった栄養状態の低下は褥瘡リスク因子である。

　Bさんは数か月で体重が4kg減少し、BMIは18.29で低体重（標準よりもやせている）である。さらに、食思がなく低栄養に陥っていると推測される。術後の痛みや精神的苦痛は食事への意欲に大きな影響を及ぼす。Bさんにあった食事法や食事形態を選択し、栄養補給を行う必要がある。Bさんと妻に対して仙骨部にこれ以上悪化させたくない褥瘡があること、ADLが拡大することによって治癒すること、今後の治療に向けて栄養状態を整えていく必要性があることを説明し、妻にはBさんの好物を差し入れしてもらえるよう依頼する。Bさんの栄養管理についてNSTにコンサルテーションを行うことも有用である。

❹術後の痛みのコントロールと精神的支援

①痛みのコントロール

　開胸手術によって背部から側胸部を切開した場合は、肋間神経の牽引や切断などの手術操作を原因とする神経障害性疼痛が強く、術後の急性期のみならずしばしば慢性化することがある。開胸術後痛の場合は開胸術後疼痛症候群（PTPS）とよばれ、治療が困難であることが多い。痛みによる苦痛も患者自身の自力体位変換を妨げ、離床遅延の大きな要因となる。

　そこで、術後の痛みに対してどのような鎮痛法（PCAによる持続硬膜外麻酔法あるいは持続静脈内投与など）が行われているのかについて把握し、適切かつ十分な疼痛コントロールを行う必要がある。

　術後の痛みをアセスメントするには、痛みの強さや質を数値化して評価

背抜きのポイント
①体位変換に伴う痛みがある場合は、患者の背中から殿部部分のマットレスを押し、身体との間に隙間をつくって圧を解除する
②ヘッドアップするときは、まず膝上げを行う
③ヘッドアップ完了時、ヘッドダウンした際にも実施する

栄養状態による褥瘡発生のリスク因子
①血清アルブミン値3.5g/dL以下やヘモグロビン値の低下
②入院前の体重減少率が1か月に5％以上あるいは3か月で7.55％以上

 PTPS
post-thoracotomy pain syndrome
開胸術後疼痛症候群

 PCA
patient controlled analgesia
自己鎮痛法

できる疼痛スケール（ペインスケール）を活用する。スケールで痛みを数値化することにより、医療者間で継続的に統一した痛みの評価が可能になる。

Bさんは、術後から持続硬膜外麻酔による鎮痛治療が行われている。硬膜外カテーテルは感染予防のために早期に抜去することが望ましく、その後の鎮痛は静脈内鎮痛法などが選択される。疼痛スケールを用いてBさんの痛みを評価し、医療チームで共有し、硬膜外鎮痛法終了後の痛みの治療について医師と検討する。疼痛スケールは「痛みのない状態を0」「想像し得る最大の痛みを10」として0から10の11段階の数字で評価するNRSスケールや、痛みの状態を示す表情をもとに評価するフェイススケールなどを用いるとよい（**図4**）。

②精神的支援

Bさんが経験している術後の痛みは、手術を契機に体験する身体的苦痛だけでなく、入院生活に伴う人間関係によって生じる不安感や不信感、自身の現状に対する悲しみや怒りなどのさまざまな感情により発生する。

国際疼痛学会では、「痛み」を「実際に何らかの組織損傷が起こったとき、あるいは組織傷害が起こりそうなとき、あるいはそのような損傷の際に表現されるような、不快な感覚体験および情動体験」と定義している[8]。つまり、痛みは主観的な症状であり、患者を取り巻くさまざまな苦痛の感覚あるいは情動が「痛み」として表現される。

そのためBさんの表情・言動・行動を観察し、患者の精神状態や社会的状況を総合的にアセスメントし、包括的に痛みを評価したうえで看護介入を進めることが必要である。また、Bさんは会社役員という社会的立場にあり、仕事や今後の治療と経過、予後などについて大きな不安があると推測される。そこで、Bさんの精神状態をアセスメントするために必要な情報をBさん本人あるいは家族から得、Bさんの問題解決行動を支援する態勢を整えることが必要である。

point
痛みは自力体位変換を妨げ離床遅延の大きな要因となるため、疼痛コントロールが重要である

●NRS（Numerical Rating Scale）

「まったく痛みのない状態を0、これ以上考えられない痛みを10とすると、あなたの痛みはどのくらいですか？」

長所：道具が不要で、口頭で簡単に表現できる
　　　有用性が高く、VASとの高い相関性がみられる
短所：数字が理解しにくい患者には適さない

●VAS（Visual Analogue Scale）

「痛みの程度は下の直線上のどのあたりですか？ 斜線で書き入れてください」

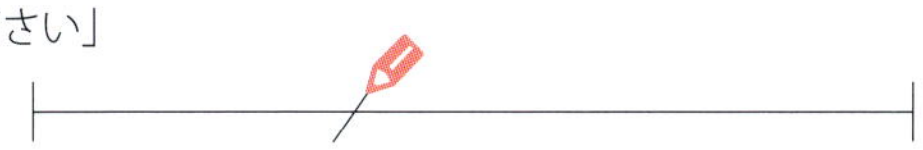

痛みなし ――――――――――― 最悪の痛み

長所：高い相関性がある
短所：理解力や視力に障害がある患者には適さない

●フェイススケール

いまの痛みを最もよく表す顔はどれですか？

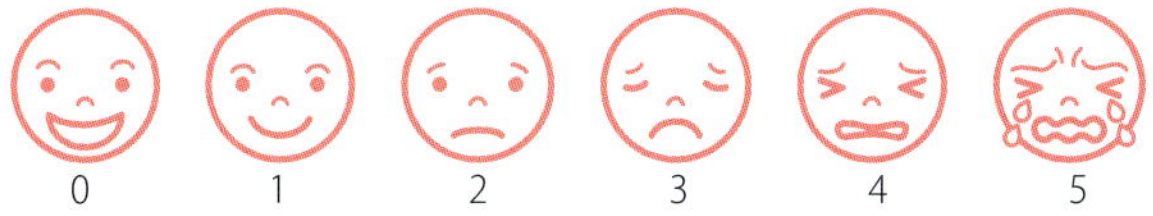

0　1　2　3　4　5

長所：高齢者や小児のために開発されたスケールで、理解力に障害があっても用いることができる
短所：スケールの尺度が均等ではないため、量的データにならない

図4 ▶ 主な疼痛（ペイン）スケール

❺治療的ケア

Bさんに発生した急性期褥瘡の局所経過には、発赤が1〜2週間以内に消退して治癒する場合と、浅い褥瘡あるいは深い褥瘡に移行する場合がある。また、褥瘡とその周囲の皮膚は脆弱になっているため、外力が加わることにより容易に損傷する。創面を保護し適宜観察することが可能な、半透明フィルムであるポリウレタンフィルムドレッシング材（保険償還は不適用、**図5**）などが使用の適応となる。

IV3000 ドレッシング
（スミス・アンド・ネフュー ウンド マネジメント）

図5 ▶ ポリウレタンフィルムドレッシング材

❻その後の経過

仙骨部の褥瘡はポリウレタンフィルムドレッシング材で覆って摩擦・ずれを防止し、静止型マットレスを継続して用いたうえで、体位変換頻度を2時間間隔に設定した。

Bさんと面談する時間を設け、術後に最も不安に感じていることや、看護師に求めたい支援について尋ねたところ、「大きな仕事を引き受けた矢先の手術だったので仕事のことが心配」「これからどんな治療を受けるのかイメージがつかず、先のことが心配」「離床の必要性については理解しているが、前向きになれない」と話された。そこで、妻にBさんの心理状況について伝え、一方で主治医に今後の治療に関する情報提供を十分に行う必要性があることを伝えた。

その結果、主治医から治療に関するていねいな説明が行われ、Bさんの疑問と不安を解決することができた。また、「奥さんから頼まれました」と職場の部下からこまめに仕事に関する報告が入るようになった。思いつめたようなBさんの表情は穏やかになり、「これからも元気で働きたい」と、妻から差し入れられた好物を口にするようになった。やがて自ら積極的に離床するようになり、術後8日目には褥瘡も治癒し、術後9日目に自宅退院された。

> **point**
> 外力による皮膚の損傷を予防するため、半透明フィルムであるポリウレタンフィルムドレッシング材を使用するとよい

引用・参考文献

1) 真田弘美ほか：日本語版Braden Scaleの信頼性と妥当性の検討．金沢大医療技短大紀，15：101〜105，1991．
2) 須釜淳子ほか：褥瘡ケアにおけるマルチパッド型簡易体圧測定器の信頼性と妥当性の検討．日褥瘡会誌，2(3)：310〜315，2000．
3) Rogres J, et al：Preventing recurrent tissue breakdowns after "pressure sore" closures. Plast Reconstr Surg, 56：419-422, 1975.
4) Defloor T, et al：The effect of various combinations of turning and pressure reducing devices on the incidence of pressure ulcers. Int J Nurs Stud, 42：37-46, 2005.
5) 塚田貴子ほか：仰臥位と30度側臥位における体接触圧の検討．宮城大学看紀，5：102〜107，2002．
6) Holmes R, et al：Combating pressure sores nutritionally. Am J Nurs, 87：1301-1303, 1987.
7) Haydock DA, Hill GL：Impaired wound healing in surgical patients with varying degrees of malnutrition. JPENJ Parenter Enteral Nutr, 10：550-554, 1986.
8) 国際疼痛学会（International Association for the Study of Pain：IASP）：神経障害性疼痛の治療ガイドライン2007．
9) 宮地良樹，溝上祐子編：褥瘡治療・ケアトータルガイド．エキスパートナース・ガイド，照林社，2009．
10) 日本褥瘡学会編：在宅褥瘡予防・治療ガイドブック．照林社，2008．

part 1 手術を受ける患者の皮膚障害ケア

医療関連機器圧迫創傷の予防とケア

志村 知子

医療関連機器圧迫創傷とは

　医療関連機器圧迫創傷（MDRPU）とは、医療機器を装着することにより皮膚が圧迫を受けて発生する創傷であり、2013年に日本褥瘡学会が「医療関連機器圧迫創傷」と名称づけた。褥瘡は自分の体重（自重）がその発生に関与するものであるが、MDRPUは自重がその発生に関与しないものであり、褥瘡には含まれない[1]。MDRPUの頻度が高い医療関連機器には、深部静脈血栓症（DVT）予防対策で用いられる医療用弾性ストッキングや間欠的空気圧迫法のフットポンプ、非侵襲的陽圧換気療法（NPPV）に用いられるマスク、血管留置カテーテルの接続部コネクターなどがある（**表1**）。
　MDRPUは本来安全に提供されるべき医療によって発生する創傷であるため、医療事故と同様に考え、その発生を防がなければならない。

MDRPU
medical device-related pressure ulcers
医療関連機器圧迫創傷
わが国では、薬事法に規定される「医療機器」以外の機器などが創傷の原因となる場合があり、「Medical device」は薬事法に基づく「医療機器」には準拠しない

DVT
deep venous thrombosis
深部静脈血栓症

NPPV
non invasive positive pressure
非侵襲的陽圧換気療法

表1 ▶ MDRPUの頻度が高い医療関連機器

A）MDRPUの頻度が高い医療関連機器
1　医療用弾性ストッキング
2　NPPV（非侵襲的陽圧換気療法）フェースマスク
3　ギプス・シーネ（ギプス固定用または点滴固定用）
4　酸素マスク・気管切開チューブなど
5　経鼻経管法用チューブ（経鼻胃チューブなど）
6　間欠的空気圧迫装置
7　手術用体位固定用具（手台、支持板など）
8　血管留置カテーテル（動脈・静脈ルート）
9　手作りの抑制帯などの装具
10　膀胱留置カテーテル

B）どこまでをMDRPUとしているか	
皮膚	85%
皮膚・粘膜移行部（口角部、鼻孔部、尿道口部など）	68%
体腔（直腸内・尿道内）	6%
体腔（食道内・気管内）	2%
その他	2%

第15回日本褥瘡学会学術集会のシンポジウム5「Medical Device Related Pressure Ulcer」より一部改変して引用

事例 術後に酸素カニューレと弾性ストッキングによりMDRPUを発生した肝細胞がん患者さん

患者：Cさん、60代、男性。車の修理工場を経営していたが現在は退職しており、息子夫婦と同居している

経過

50代前半より肝硬変を患っていたが、あまり治療に積極的ではなかった。最近になって原因不明の発熱が継続し、倦怠感を自覚したため近医を受診したところ、ステージ2の肝細胞がんと診断を受け、肝部分切除術を受けることとなった。

術後は人工呼吸管理のため集中治療室に入室し、人工呼吸器離脱後は3Lカニューレ装着による酸素投与が開始され、外科病棟に転棟した。硬膜外カテーテルによる鎮痛管理がなされ、意識レベルはJCS Ⅰ-1（見当識は保たれているが意識清明ではない）～JCS Ⅰ-2（見当識障害がある）で、ウィンスロー孔と右横隔膜下にドレーンが挿入され、膀胱留置カテーテルが挿入されていた。また、術中からDVT予防のために下肢に弾性ストッキングを装着していた。

日中は臥床しがちで離床が進まないなか、術後4日目に耳介部と下肢にMDRPUをみとめた（**図1**）。

❶ MDRPUの予防ケア

①酸素投与に伴うMDRPU予防ケア

酸素療法は、低酸素症の治療や予防、組織の低酸素状態の改善を目的として行われる。酸素投与法には、鼻カニューレや簡易酸素マスク、ベンチュリマスク、リザーバーマスク、ネーザルハイフローシステムなどがあるが、

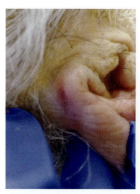 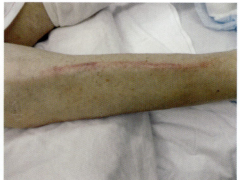

術後4日目に耳介部（左）と下肢（右）にMDRPUをみとめた

図1 ▶ CさんのMDRPU

これらの酸素投与法はいずれもストラップやゴム紐などの固定具を用いる必要があり、この固定具によってMDRPUが発生することがある。

とくにカニューレの装着によって生じるMDRPUは、発赤や表皮剥離、びらんや潰瘍などの状態で発見されることが多く、耳介部の付け根に生じることが多いが、ときに頬骨部位や外鼻孔に生じることもある。

耳介部は皮膚直下に軟骨が存在し、圧迫に対してクッションとなる皮下組織が薄いため、圧迫や摩擦・ずれによって容易に皮膚損傷を起こす。カニューレのストラップは素材の性能上、柔軟性や吸湿性に乏しいため、耳介部にストラップがくい込み、持続的な圧迫が加わりやすい。また、体動や体位変換の際などにカニューレと皮膚の間に摩擦やずれが加わりやすいため注意が必要である。

> ⚠️ **注意点**
> 耳介部は、カニューレのストラップによる持続的な圧迫が加わりやすく、体位変換などによって摩擦やずれが加わりやすい

定期的な耳介部の皮膚の観察を行うほか、ストラップ部に柔らかく吸湿性の高い不織布ガーゼなどを巻きつけ、皮膚への接触面積を広げることで皮膚の損傷を予防したり、圧迫と摩擦・ずれによる外力から皮膚を保護するためにシリコーンゲルドレッシング（エスアイエイド®）やハイドロコロイド（デュオアクティブ®ほか）を貼付するなどの対策を講じるとよいが（**図2**）、いずれも保険償還の適用ではない。

Cさんは、3Lカニューレによる酸素投与中であったが、意識レベルはJCS I-1〜2であり、ストラップの圧迫による痛みを明確に訴えることができない状態にあった。そのため、MDRPU発生のリスクは高く、先述したような予防対策を講じる必要性があった。

②DVT予防に伴うMDRPU予防ケア

DVTは、とくに下腿深部静脈の血栓性閉塞によって静脈の還流障害や下肢のうっ血をきたすもので、致命的疾患である肺塞栓症の大きな要因となる。また、DVTは無症候性に発症するものがほとんどであるため、予防対策が最も重要視されている。

『肺血栓塞栓症および深部静脈血栓症の診断、治療、予防に関するガイドライン（2009年改定版）』[2]では、疾患や手術（処置）に伴う静脈血栓塞栓

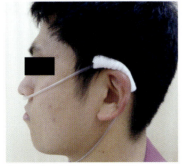

カニューレストラップからの保護　　創傷被覆材を用いた皮膚の保護

図2 ▶ 耳介部のMDRPU対策

表2 ▶ 静脈血栓塞栓症の危険因子

危険因子の強度	危険因子
弱い	・肥満 ・エストロゲン治療 ・下肢静脈瘤
中等度	・高齢 ・長期臥床 ・うっ血性心不全 ・呼吸不全 ・悪性疾患 ・中心静脈カテーテル留置 ・がん化学療法 ・重症感染症
強い	・静脈血栓塞栓症の既往 ・血栓性素因 ・下肢麻痺 ・下肢ギプス包帯固定

血栓性素因：先天性素因としてアンチトロンビン欠損症、プロテインC欠損症、プロテインS欠損症など、後天性素因として、抗リン脂質抗体症候群など

文献1）より引用

表3 ▶ 弾性ストッキングの正しい着用方法

① ストッキングに片手を入れ、踵部分をつまんだ状態で裏返す

② 裏返しの状態で患者のつま先を持ち、踵の足首マーカーの位置を確認しながら、患者のつま先、踵、足首の順にストッキングを装着する

③ 裏返しになっているストッキングを伸ばしながら少しずつ上方へたくし上げる

④ 足首マーカーの分岐部が踵の正しい位置におさまっていることを確認し、しわを伸ばす

⑤ 装着後は適宜モニターホールから血行状態を観察する。足の裏にあるモニターホールをめくって皮膚や爪の色を確認したあと、必ずモニターホールを指先にかぶせてもとに戻す

症発症のリスクレベルを4段階に分類している。さらに、これらのリスクの強さに付加的な危険因子（**表2**）を加味して総合的にリスクの程度を決定し、それに合わせた予防対策を講じることが推奨されている。

DVT予防の基本は「早期離床および積極的な運動」であるが、臥床を余儀なくされる状況下における最も基本的な予防法は、下肢の他動運動のほか、弾性ストッキングあるいは間欠的空気圧迫法（IPC）を用いた圧迫療法である。しかし、これらの療法はときにMDRPUを引き起こす要因となる。

弾性ストッキングによって生じるMDRPUは、骨突出部位である脛骨部や内・外果部のほか、ストッキングやモニターホールのしわがよりやすい部位にみられることが多い。また、間欠的空気圧迫装着によるMDRPUは、空気が送り込まれるカフの端が皮膚と接する部位や足趾などに発生することが多い。DVT予防用弾性ストッキングには、ハイソックスタイプとストッキングタイプがあるが、いずれを使用する場合も、着用時に下腿の周囲径、長さ、足首部周囲径など指示された部位を計測してサイズを選択することが大切である。サイズの選択や着用方法が誤っていると、ストッキングがずり落ち、しわが生じたり丸まったりするため、その部位の圧力が高くなりMDRPUが発生しやすくなる。弾性ストッキングの正しい着用方法について**表3**に示す。

Cさんの場合、骨突出部位である脛骨に沿ってMDRPUが生じており、ここに持続的な圧迫や摩擦が加わったと考えられる。Cさんは離床が進まず、DVT発生リスクは消失していないため、間欠的に下肢に圧迫を加えるIPCに変更して予防を継続することを考慮する。

IPC
intermittent pneumatic compression
間欠的空気圧迫法

DVT予防時のポイント
弾性ストッキング着用時は、下腿の周囲径、長さ、足首部周囲径などの部位を計測してサイズを選択する

IPCを装着する場合も、同様に下腿の長さに応じてカフのサイズを選択する必要がある。発赤部位を摩擦から保護するためにポリウレタンフィルムドレッシング材を貼付し、IPC装着後は皮膚障害の有無を定期的に観察することが必要である。また、明らかに菲薄化しているような脆弱な皮膚や著明な浮腫をみとめる患者に使用する場合は、あらかじめ柔らかい布かコットンで保護したうえで着用するとよい。

　なお、DVT予防のための圧迫療法に関し、動脈血行障害のある患者においては、圧迫療法により血行障害が増悪する可能性があるため、足関節血圧80mmHg未満、ABI 0.6未満の患者には使用しないほうがよいという報告がある[3]。また、うっ血性心不全やDVTの急性期にある患者、糖尿病、蜂窩織炎、急性期外傷・創傷を有する患者への使用は禁忌、または慎重な着用を考慮するとされている。各製品の取り扱い説明書にはこのような着用対象についての説明が記載されているため、着用が適切かを確認する必要がある。

③抑制措置を講じる際のMDRPU予防ケア

　Cさんに生じた術後3日以内に生じる精神状態の病的変化を術後せん妄という。意識や認知機能、知覚、注意力などが障害される病態で、昼夜の生活リズムの逆転や睡眠障害、精神活動障害などを生じることもある。術後せん妄の原因には炎症、感染、鎮痛に用いる麻薬などがあり、手術の要因となる疾患の告知や慣れない入院環境、手術や術後に対する不安、術後疼痛などの身体的苦痛が誘因となることもある。

　せん妄状態にある患者は、点滴や各種カテーテル、ドレーンの自己抜去のほか、転倒・転落など術後の経過に大きな影響を与える問題を引き起こす危険性があるため、ときとして抑制措置が必要になることもある。その際には、使用する抑制帯などの医療関連機器によってMDRPUが生じることがあるため注意が必要である。せん妄状態の患者に抑制を行うことで逆に興奮を高めるため、可能なかぎり抑制措置を講じることなく患者の安全が確保されることが望ましいが、さまざまな方法を行ってもせん妄が改善せず、どうしてもやむをえない場合には、抑制部位の皮膚を十分に保護しておく必要がある。軟らかい布やコットンで保護したうえで抑制を実施し、定期的に抑制帯をはずして皮膚を観察し、抑制の継続が望ましいか否かをそのつど評価する。また、せん妄の原因についてアセスメントし、原因の排除や興奮を鎮める治療やケアを提供することが大切であることはいうまでもない。

❷ MDRPUの治療的ケア

　耳介部のMDRPUに対しては、ストラップが耳介に当たる部位にクッションとなる不織布を巻きつけて固定し、MDRPUが悪化しないように観察を強化する。下肢のMDRPUに対しては、褥瘡の経過を追うために発赤部位にポリウレタンフィルムドレッシング材を貼付し、DVT予防機器をIPCに

IPC装着時のポイント
①下腿の長さに応じてカフのサイズを選択する
②発赤部位を摩擦から保護するためにポリウレタンフィルムドレッシング材を貼付する
③IPC装着後は皮膚障害の有無を定期的に観察する
④脆弱な皮膚や著明な浮腫をみとめる患者に使用する場合は、あらかじめ柔らかい布かコットンで保護したうえで着用する

表4 ▶ DESIGN-R褥瘡経過評価用

カルテ番号（　　　　）　患者氏名（　　　　　　　）　月日 | / | / | / | / | / | / |

		Depth 深さ　創内のいちばん深い部分で評価し，改善に伴い創底が浅くなった場合，これと相応の深さとして評価する									
d	0	皮膚損傷・発赤なし	D	3	皮下組織までの損傷							
	1	持続する発赤		4	皮下組織を越える損傷							
	2	真皮までの損傷		5	関節腔，体腔に至る損傷							
				U	深さ判定が不能の場合							

		Exudate 滲出液										
e	0	なし	E	6	多量：1日2回以上のドレッシング交換を要する							
	1	少量：毎日のドレッシング交換を要しない										
	3	中等量：1日1回のドレッシング交換を要する										

		Size 大きさ　皮膚損傷範囲を測定：[長径(cm)×長径と直交する最大径(cm)]										
s	0	皮膚損傷なし	S	15	100以上							
	3	4未満										
	6	4以上　16未満										
	8	16以上　36未満										
	9	36以上　64未満										
	12	64以上　100未満										

		Inflammation/Infection 炎症/感染										
i	0	局所の炎症徴候なし	I	3	局所の明らかな感染徴候あり（炎症徴候、膿、悪臭など）							
	1	局所の炎症徴候あり（創周囲の発赤、腫脹、熱感、疼痛）		9	全身的影響あり（発熱など）							

		Granulation 肉芽組織										
g	0	治癒あるいは創が浅いため肉芽形成の評価ができない	G	4	良性肉芽が、創面の10%以上50%未満を占める							
	1	良性肉芽が創面の90%以上を占める		5	良性肉芽が、創面の10%未満を占める							
	3	良性肉芽が創面の50%以上90%未満を占める		6	良性肉芽が全く形成されていない							

		Necrotic tissue 壊死組織　混在している場合は全体的に多い病態をもって評価する										
n	0	壊死組織なし	N	3	柔らかい壊死組織あり							
				6	硬く厚い密着した壊死組織あり							

		Pocket ポケット　毎回同じ体位で、ポケット全周（潰瘍面も含め）[長径(cm)×短径(cm)]から潰瘍の大きさを差し引いたもの										
p	0	ポケットなし	P	6	4未満							
				9	4以上16未満							
				12	16以上36未満							
				24	36以上							

部位[仙骨部、坐骨部、大転子部、踵骨部、その他(　　　　)]　　合計

※深さ（Depth：d、D）の得点は合計点には加えない

©日本褥瘡学会/2008

変更したうえで観察を強化する。日本褥瘡学会は、MDRPUのアセスメントツールとして、現在褥瘡に対して使用しているDESINGN-R（2008改定褥瘡経過評価用、**表4**）を使用してもよいとしている。それぞれのMDRPUに対し、週に1回、DESINGN-Rを用いて経過をアセスメントし、ケアを検討する。

❸その後の経過

耳介部のMDRPUはハイドロコロイドドレッシング材を貼付して経過を観察した。また、下肢のMDRPUに対して、DVT予防法を弾性ストッキングからIPCに変更し、ポリウレタンフィルムドレッシング材を貼付して経過を観察した。

可能なかぎりCさんに付き添い、見守りによる危険動作防止対策に努めるとともにADLの拡大に努め、せん妄に対する看護介入を進めたところ、Cさんに生じたMDRPUは治癒に向かい、術後7日目には見守り歩行が可能となり、術後10日目に自宅退院された。

引用・参考文献

1) 肺血栓塞栓症/深部静脈血栓症（静脈血栓塞栓症）予防ガイドライン作成委員会編：肺血栓塞栓症/深部静脈血栓症（静脈血栓塞栓症）予防ガイドライン．
http://www.medicalfront.biz/html/06_books/01_guideline/より2015年4月10日閲覧

2) 日本循環器学会ほか：肺血栓塞栓症および深部静脈血栓症の診断、治療、予防に関するガイドライン（2009年改定版）．
http://www.j-circ.or.jp/guideline/pdf/JCS2009_andoh_h.pdfより2015年4月10日閲覧

3) 平井正文，岩井武尚編：圧迫療法を理解する．新 弾性ストッキング・コンダクター，p.42〜86，へるす出版，2010．

part 1　手術を受ける患者の皮膚障害ケア

志村 知子

離開創のアセスメントとケア

術後離開創の発生要因

創傷の治癒過程は、①出血凝固期、②炎症期、③増殖期、④成熟期の4段階を基本とする（**表1**）。

術後の創離開は、炎症期において膿瘍を形成したり感染を生じた場合や、増殖期における肉芽形成不良など、創傷治癒過程で問題が生じた場合に起こる。全身的な要因には、免疫能の低下や低栄養状態、糖尿病の既往やステロイド投与、心不全・肺疾患による低酸素状態、局所循環不全などがある。皮膚の縫合が離開して創深度が皮下脂肪まで達する場合も多く、さらに筋層が離開すると、腸管が露出したり、腹腔内で感染を起こしている場合には腸瘻を形成する場合もある。

> 術後創離開の発生要因
> ①炎症期：膿瘍を形成したり感染を生じた場合
> ②増殖期：肉芽形成不良など、創傷治癒過程で問題が生じた場合

事例　穿孔性腹膜炎による術後に正中創下部の離開創が発生した直腸がん患者さん

患者：Dさん、70代、男性。自営業を営んでいたが、現在は退職しており、娘と妻が経営している

経過

4年前に直腸がんと診断され、腹会陰式直腸切断術（マイルズ手術）によりS状結腸ストーマを造設した。2年後に骨盤内再発をみとめたため、前立腺・膀胱全摘、回腸導管造設による尿路変更術を受け、放射線療法と化学

表1 ▶ 創傷の治癒過程

①出血凝固期	組織に損傷を生じた直後に血液凝固因子の働きや血小板の凝集によって血餅を形成する段階で、血小板が放出する各種サイトカインにより細胞成長因子などが放出される
②炎症期	創内が白血球などのはたらきにより殺菌、清浄化され細菌や壊死組織が除かれる
③増殖期	血管新生や肉芽形成が起こり、最後に上皮化が起こって創が閉鎖される
④成熟期	肉芽が強化され、外力への抵抗力が増強する

療法を併用しながら治療を継続している最中であった。今回、突然強烈な腹痛におそわれ、かかりつけの大学病院に救急搬送された後、穿孔性腹膜炎と診断を受け、緊急手術（小腸部分切除術）が行われた。

術後は集中治療室に入院し、翌日に外科病棟へ転棟した。左右横隔膜下・ダグラス窩にドレーンが挿入され、中心静脈ライン、胃管カテーテル、膀胱留置カテーテルが挿入されていた。Dさんの意識レベルは清明で、痛みをコントロールするためにフェンタニル®が持続投与されていた。術後の経過は良好であったが、術後8日目に正中創下部に皮膚の離開をみとめ、胆汁性の排液の漏出が確認された（図1）。小腸縫合不全による腸管皮膚瘻で、排液は200mL/日程度であり、ドレーン留置による排液のドレナージが開始された。

Dさんは、「早く家に帰りたい」という希望を常に周囲に訴えていた。

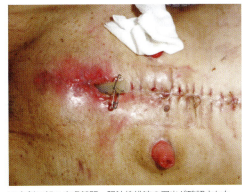

正中創下部の皮膚離開、胆汁性排液の漏出が確認された

図1 ▶ Dさんの腸管皮膚瘻

❶離開創の管理

創周囲の発赤、腫脹、圧痛などの感染徴候があれば抜糸して創を開放し、排膿する。炎症期には創を清浄化するためにデブリードメントなどで壊死組織を取り除き、生理食塩水で洗浄する。増殖期には肉芽組織の増殖と上皮化を促進するために湿潤環境を保つことが必要である。

被覆材は創傷の深さや滲出液の量に合わせて選択する。炎症期で創が深い場合には、適切な湿潤環境を保持するとともに抗菌作用をあわせもつハイドロファイバードレッシング材（アクアセル®Ag）やアルギン酸ドレッシング材（アルジサイト銀）を用い、感染がコントロールされて増殖期に移行し肉芽が盛り上がってくると、ハイドロコロイドドレッシング材（デュオアクティブ®ETなど）を用いるとよい（図2）。

創離開が広範囲であったり滲出液が多い場合には、closed suction wound drainage法（図3）を行うこともある。この方法は創を密閉して内

> **離開創管理のポイント**
> ①感染徴候（創周囲の発赤、腫脹、圧痛など）があれば創を開放して排膿する
> ②炎症期には壊死組織を取り除き、生理食塩水で洗浄する
> ③増殖期には湿潤環境を保つ（肉芽組織の増殖と上皮化を促進する）

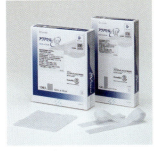
アクアセル®Ag
（コンバテック ジャパン）

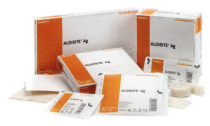
アルジサイト銀
（スミス・アンド・ネフュー ウンド マネジメント）

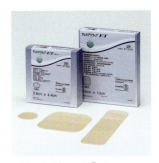
デュオアクティブ®ET
（コンバテック ジャパン）

図2 ▶ 湿潤環境保持と抗菌作用のある被覆材

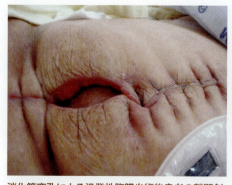 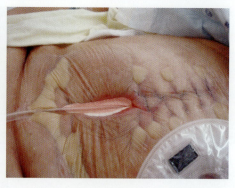

消化管穿孔による汎発性腹膜炎術後患者の離開創

創面にハイドロファイバードレッシング材（アクアセル®Ag）を置き、ポリウレタンフォームドレッシング材（ハイドロサイト）を充填して、ドレナージ用のカテーテル（サフィード®吸引カテーテル14Fr口腔・鼻腔用）をドレッシング材に留置する。皮膚の皺によりフィルムが密着しないと漏れの原因になるため、練状皮膚保護剤（アダプト皮膚保護シールなど）を置いて皺を矯正する。最後に、全体をポリウレタンフィルムドレッシング材で密閉し低圧で持続吸引をかける

図3 ▶ Closed suction wound drainage法

部を低圧で持続的に陰圧にし、排液を回収する方法で、創の縮小効果や感染制御効果などがある。具体的には、創を生理食塩水で洗浄した後、創の底面にガーゼや創傷被覆材を置いて腸壁や新生肉芽を吸い込まないように保護し、吸引チューブの先端を腸瘻部近くに位置するように留置する。必要であれば創周囲皮膚に皮膚保護剤を貼付して皮膚障害を予防し、最後に創面全体をポリウレタンフィルムドレッシング材などで覆う。その後、吸引チューブを吸引器に接続し、持続的吸引を開始する。吸引圧は、壁吸引（－30～－70mmHg）、ポータブル吸引（－6～－15cmH₂O）が目安となる[1]。

Dさんが発症した穿孔性腹膜炎では、腸管から漏れ出た細菌が腹腔内に広範囲に波及するため、術後に正中創の離開が生じやすい。Dさんの場合、正中創下部に生じた離開は小範囲で腸管皮膚瘻を形成していたため、排液ドレナージを目的としたドレーン留置が治療の第一選択であり、正中創全体を開放して排膿する必要はない。また、胆汁性の排液量は1日に200mL程度であり、closed suction wound drainage法の適応ではない。

❷術後に生じる瘻孔

創内や創に近接したドレーン挿入部に、二次的に腸瘻が形成されることがある。術後の吻合部・縫合部不全や感染を契機に発生するものなど、正常ではみられない瘻孔を病的瘻孔という。病的瘻孔のうち、とくに消化管瘻孔の約90％以上は術後に発生するとされ、多くは腸管縫合不全や術中の腸管損傷などがその要因である。

①瘻孔の合併症と全身管理

瘻孔の合併症には、感染症、栄養障害、体液電解質異常、皮膚障害などがある（**表2**）。とくに感染症や栄養障害、体液電解質異常は、患者の予後に大きな影響を与えるため適切な治療を行う必要がある。

(1) 感染管理

瘻孔から排泄される排液が何らかの原因により体内で停滞すると、停滞した場所で細菌感染が引き起こされて瘻孔感染を生じる。瘻孔感染が生じると、組織傷害が進行して感染部位が拡大するだけでなく、毒性の強い菌が血中に繰り返し流入することによって感染症が全身に波及し、敗血症が引き起こされる。適切な治療を行わなければ、播種性血管内凝固症候群（DIC）や多臓器機能障害症候群（MODS）を引き起こし致命的となる。瘻孔部の感染対策として重要なポイントは、①瘻孔からの排液を適切にドレナージする、②抗菌薬の適正な全身投与、③瘻孔周囲の皮膚を健常に保つことである。

Dさんの場合、胆汁が混入した腸液が腸管皮膚瘻から排泄されていたと考えられる。胆汁はアルカリ度の高い消化液であり、これが皮膚に直接付着することによる皮膚障害のリスクはきわめて高い。そのため、瘻孔周囲の皮膚を健常に保ちながら胆汁性の排液を確実に回収することが大切となる。

(2) 栄養障害、体液電解質異常

一般的に成人では、飲水や食物摂取によって1日あたり約2,000〜2,500mLの水分が体内に取り込まれる。これらの水分は消化管から分泌される約

DIC
disseminated intravascular coagulation
播種性血管内凝固症候群

MODS
multiple organ dysfunction syndrome
多臓器機能障害症候群

表2 ▶ 瘻孔の合併症と対処方法

合併症	アセスメントの内容	対処方法
感染	〈局所〉 ・排液の量と性状 ・創面の肉芽組織の色調 ・周囲皮膚の炎症徴候（発赤、腫脹、熱感、痛み） ・画像診断（CT、超音波検査） 〈全身〉 ・理学的所見（バイタルサイン、意識状態） ・尿量（0.5mL/kg/時の尿量が維持できているか） ・血液データ（白血球数、末梢血液分画、CRP）	〈局所〉 ・ドレナージと確実な排液の回収 ・洗浄による清浄化と必要かつ十分なデブリードメント 〈全身〉 ・適正な抗菌薬の全身投与 ・DIC、MODSの予防と治療
体液・電解質異常	・理学的所見：バイタルサイン（脱水症状の有無） ・尿量、尿浸透圧、尿中Na・K値 ・血液生化学データ（電解質量など） ・水分出納（瘻孔排液量）	・体液量の補正と電解質の補正 ・腸管の安静を保つ（経腸的栄養摂取の中止） ・消化液分泌量の調整
栄養障害	・身体計測（体重、BMI） ・栄養摂取量 ・血液生化学データ（Alb、TP、Hbなど） ・栄養療法の査定	・栄養投与方法の変更（中心静脈栄養法など） ・必要エネルギー量および各種栄養素の適正補給 ・ビタミン類（VitA・B_1・B_6・C）、微量元素（鉄、亜鉛、銅）の補給
皮膚障害	・発赤、紅斑、びらん、表皮剥離、潰瘍など ・瘙痒、痛み	・ドレッシング法 ・パウチング法 ・closed suction wound drainage法
心理的影響・QOL低下	・ADL、セルフケア状況 ・身体症状（苦痛、不快感、不眠など） ・精神的症状（不安、意欲低下、抑うつなど） ・経済的問題、家族の支援状況など	・症状緩和のためのケア ・リハビリテーション、セルフケア支援 ・精神的支援 ・社会資源の活用

文献2）p.59-114をもとに作成

7,000～10,000mLの消化液とともに小腸や大腸で吸収され、最終的に100～200mLの水分を含んだ糞便として体外に排泄される。

消化管瘻孔では瘻孔が生じた部位によって排液量や排液に含まれる電解質の量が異なるため、瘻孔発生部位と排液の性状・量について正確に把握する必要がある。

消化液の分泌量と組成について**表3**に示す。排液量が多い場合、瘻孔の局所管理が難しくなるだけでなく、水分や電解質の喪失が増加してより多くの栄養素が失われ、全身状態の悪化につながる。そのため、排液量の多い瘻孔はハイアウトプット（high output）の瘻孔として特別に扱うことが多い。脱水症状や電解質異常（低ナトリウム血症や低クロール血症など）に注意し、適切な電解質・栄養管理が行われているかについて確認する。

Dさんは完全静脈栄養の適応であり、中心静脈ルートを用いた高カロリー輸液が投与されていた。瘻孔からの排液量はきわめて多いわけではないが、創傷治癒をはじめとする健康の回復に向け、血液データや血液ガスデータをもとにDさんの栄養状態や電解質バランスについて評価し、必要摂取エネルギーが確実に投与され、適切な栄養素が補給されるように看護介入を進める必要がある。

(3) 皮膚障害

瘻孔周囲に生じる発赤、滲出性紅斑、びらん・表皮剥離、潰瘍などの皮膚障害は、主に化学的刺激、機械的刺激、感染によって起こる。とくに、上部消化管に生じた瘻孔から排出される排液は消化酵素を含むため、化学的刺激による皮膚障害を起こしやすい。

また、瘻孔からの排液をドレナージするためにドレーン類が留置された場合、ドレーンによる摩擦や圧迫のほか、被覆に用いるテープなどの医療用粘着剤の剥離刺激（機械的刺激）により皮膚障害を起こしやすい。瘻孔周囲の皮膚は、排液によって浸軟（表皮の角層がふやけて皮膚の結合性が低下している状態）に陥っている場合が多く、カンジダ皮膚炎や毛嚢炎などの皮膚感染を起こす場合がある。

皮膚局所の感染にとどまらず、瘻孔創感染から全身感染症に移行する可能性もあるため注意が必要である。

消化管瘻孔では、瘻孔発生部位と排液の性状・量について正確に把握する

排液量の多い瘻孔の場合は、脱水症状や低ナトリウム血症などの電解質異常に注意し、適切な電解質・栄養管理を行う

表3 ▶ 消化液の分泌量とpH

分泌液	pH	量（1日あたり）
唾液	6～7	1～1.2L
胃液	1～3.5	2～3L
膵液	8～8.3	0.7～1.2L
胆汁	7.8	0.5～0.7L
小腸液	7.8～8	2～3L
大腸液	7.5～8.9	0.05～0.2L

文献2) p.81より一部引用

先述したように、Dさんの腸管皮膚瘻からは胆汁が混入した腸液が排泄されており、これが瘻孔周囲の皮膚障害を発生・悪化させる可能性が高い。撥水剤や被膜剤、皮膚保護剤を用いることにより、瘻孔周囲の皮膚が直接腸液にさらされないようにケアする必要がある。

②瘻孔の局所ケア

瘻孔の局所ケア方法には、ドレッシング法、パウチング法、closed suction wound drainage法などがある。いずれも、皮膚障害を最小限にしながら排液のドレナージを行うことを目的とする。

(1)ドレッシング法

瘻孔からの排液量が少なく、ドレッシング材の交換頻度が1～2回/日の場合に選択する。排液が皮膚に直接付着することを防ぐため、瘻孔周囲の皮膚を撥水剤や被膜剤、皮膚保護剤などで保護するとよい。

Dさんの場合、排液量は200mL/日であった。ガーゼドレッシングによる回収を行うと想定すると、ドレッシング交換が1日に3回以上必要になると考えられる。また、胆汁性の排液は皮膚へのアルカリ刺激が強いため、撥水剤や被膜剤の使用のみでは瘻孔周囲の皮膚を保護しきれない可能性が高い。

(2)パウチング法

瘻孔用あるいはストーマ用装具を貼付して排液を回収する方法である。パウチング法を選択する基準は、①ドレッシング材の交換頻度が3回/日を超える場合、②瘻孔からの排液が100mL/日を超える場合、③排液が少なくても悪臭がする場合、④排液量を正確に測定したい場合、⑤瘻孔の近くに縫合創があり創汚染のリスクが高い場合などである。

使用する装具は、排液の量や性状を考慮して選択する。水様性排液で量が多い場合には、コロストミーやウロストミー用パウチを使用し、排液バッグを接続して持続的ドレナージを行うことも可能である。

装具の交換頻度は、装具の種類や瘻孔の状況などによって異なる。剥がした装具の裏側（皮膚との接皮面）を観察し、皮膚保護剤の溶解や膨潤が1cmを超えないうちに交換できるように間隔を設定する。

Dさんの場合、瘻孔からの排液量、ドレッシング交換の頻度、排液の性状、瘻孔周囲の状況などを考慮すると、このパウチング法が最も適切であると考えられた。

(3)closed suction wound drainage法

創の離開部の開放創内に瘻孔が開口している場合や腹腔内に腸液の漏れがある場合、ハイアウトプットの瘻孔などに用いられる方法である。創が広範囲である場合やパウチングが困難な場合にも適している。

Dさんの場合、瘻孔からの排液量は1日に200mLで、創は広範囲ではなく部分的であり、パウチング法を効果的に実施できることから、closed suction wound drainage法の適応はないと考えられた。

皮膚障害の要因
①化学的刺激：上部消化管に生じた瘻孔から排出される排液
②機械的刺激：ドレーンによる摩擦や圧迫、テープなどの医療用粘着剤の剥離刺激

⚠注意点
瘻孔の皮膚障害は、瘻孔創感染から全身感染症に移行する可能性もある

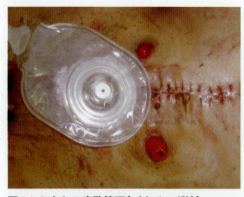

ドレーンの状態を確認することが可能なサージドレーン・オープントップ（アルケア）を使用した

図4 ▶ Dさんの瘻孔管理（パウチング法）

❸治療的ケア

Dさんに生じた腸管皮膚瘻は、術後に生じた病的瘻孔である。瘻孔から排泄されている排液は腸液に胆汁が混入しているものと推測されるが、これらはともにアルカリ性であり皮膚への化学的刺激が強いと考えられる。

排液の量は1日200mL程度であったためパウチング法を選択し、装具はウインドー付きで日々ドレーンの状態を確認することが可能なサージドレーン・オープントップを使用した（**図4**）。

❹その後の経過

3日に一度の装具交換を継続し経過観察を行ったところ、排液量は徐々に減少し、約2週間後にドレーンが抜去された。その後、排液がみられなくなった時点で造影検査が行われ、腹腔内への漏れがないことが確認された。

また、パウチングによるケア方法からハイドロコロイドドレッシング材を用いたケアに変更し、変更後約2週間で創の上皮化がみとめられた。やがて経腸栄養が開始され、そののちに経口摂取が可能となり、約2か月の期間を経てDさんは希望どおり自宅退院された。

引用・参考文献

1) 澤口裕二：High output性瘻孔に対するclosed suction wound drainage法．改訂 ドレッシング──新しい創傷管理（穴澤貞夫監），第2版，p.225〜228，へるす出版，2005.
2) 日本看護協会認定看護師制度委員会創傷ケア基準検討会編：瘻孔・ドレーンのケアガイダンス．日本看護協会出版会，2002.

part 2
がん化学療法を受ける患者の皮膚障害ケア

- 手足症候群・皮膚乾燥のアセスメントとケア
- 座瘡様皮疹のアセスメントとケア
- 爪囲炎のアセスメントとケア
- 移植片対宿主病(GVHD)のアセスメントとケア
- ストーマ周囲の皮膚障害の予防とケア

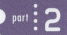
がん化学療法を受ける患者の皮膚障害ケア

松井 優子　川場 美恵　佐々木 絵美

手足症候群・皮膚乾燥のアセスメントとケア

手足症候群とは

　手足症候群とは、手足や爪などの四肢末端の皮膚に生じるさまざまな症状をさす。手足の症状は、日常生活や職業、趣味などに支障をきたすことから、患者の生活状況を考慮したケアやセルフケア支援が重要である。

　手足症候群が発生しやすい薬剤を**表1**に示す。

手足症候群の症状と発生機序

❶症状

①細胞障害性抗がん薬による手足症候群

　手足症候群は手足や爪などの四肢末端に好発する紅斑や色素沈着を初期症状とし、進行すると発赤、腫脹、水疱、亀裂、びらん、潰瘍を形成する。また、皮膚炎や皮膚の乾燥、色素沈着を起こす。爪の変化として、爪の変形、割れ、脱落、変色などがある。痛みや知覚過敏を伴うこともある(**図1**)[1]。

②分子標的薬による手足症候群

　エルロチニブ(タルセバ®)、セツキシマブ(アービタックス®)、パニツ

表1 ▶ 手足症候群が発生しやすい薬剤

細胞障害性抗がん薬	フッ化ピリミジン系	・フルオロウラシル(5-FU®) ・カペシタビン(ゼローダ®) ・テガフール・ギメラシル・オテラシルカリウム(ティーエスワン®)　など
	タキサン系	・パクリタキセル(タキソール®) ・ドセタキセル(タキソテール®)　など
分子標的薬	上皮成長因子受容体(EGFR)阻害薬	・エルロチニブ(タルセバ®) ・セツキシマブ(アービタックス®) ・パニツムマブ(ベクティビックス®)　など
	チロシンキナーゼ阻害薬	・ソラフェニブ(ネクサバール®) ・スニチニブ(スーテント®)　など

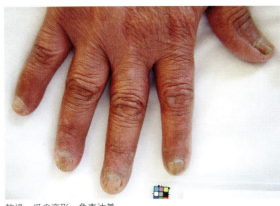
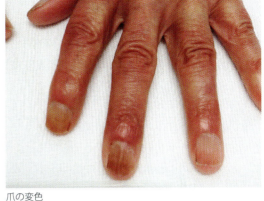

乾燥、爪の変形、色素沈着　　　　　　　　　爪の変色

図1 ▶ 手足症候群の症状

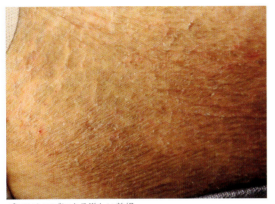
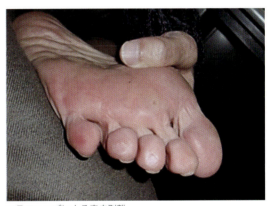

パニツムマブによる激しい乾燥　　　　　　　ソラフェニブによる表皮剥離

図2 ▶ EGFR阻害薬による症状　　　　　　**図3 ▶ 手足の加重部位に生じるびらん**

ムマブ（ベクティビックス®）などの上皮成長因子受容体（EGFR）阻害薬により、激しい乾燥が生じることがある（**図2**）。

　ソラフェニブ（ネクサバール®）などの「腫瘍細胞の増殖」と「血管新生」にかかわるチロシンキナーゼを阻害する薬剤においても、特徴的な手足症候群が発生する。手足の加重がかかる部位に広範囲に生じるびらんが特徴的である（**図3**）。

❷発生機序

①細胞障害性抗がん薬による皮膚障害

　細胞障害性抗がん薬による手足症候群の発生機序の詳細は不明であるが、いくつかの機序が推察されている。

　抗がん薬は細胞分裂の盛んな細胞に作用しやすいため、皮膚においては最も新陳代謝の盛んな表皮の基底層がダメージを受ける。抗がん薬によって表皮細胞の新陳代謝が抑えられると、皮膚の角質層は薄くなり、皮脂腺、汗腺の分泌が抑制される。このため、皮膚本来の機能である水分喪失防止・

> **EGFR**
> epidermal growth factor receptor
> 上皮成長因子受容体

保湿機能、静菌機能などが著しく低下し、皮膚炎や皮膚の乾燥、色素沈着、指先や爪の硬化・変色、ひび割れなどが起こる。

このほか、エクリン汗腺からの薬剤分泌による影響、機械的刺激により毛細血管が損傷されることによる抗がん薬の漏出による影響などが推察されている[2]。

②分子標的薬による皮膚障害

上皮成長因子受容体（EGFR）阻害薬は、多くの腫瘍細胞で過剰発現している上皮成長因子受容体に結合し、シグナル伝達を阻害することにより抗腫瘍効果を発揮する薬剤である。この上皮成長因子受容体は正常な皮膚の表皮基底細胞、脂腺細胞などにも分布し、皮膚や毛包、爪の分化や増殖に関与していることから、正常皮膚の活性化EGFRが著しく減少して皮膚の新陳代謝に影響を与え、乾燥や痤瘡様皮疹などの皮膚障害が発生すると考えられている[2]。

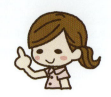

事例　細胞障害性抗がん薬による治療で手足症候群が発生した胃がん患者さん

患者：Aさん、50代、男性
経過

進行胃がんにより胃全摘出術を受けた後、フッ化ピリミジン系抗がん薬やタキサン系抗がん薬を含む化学療法を約3年間受けている。仕事は事務職で、室内でのパソコンの操作や電話対応が主である。単身赴任のため、炊事や洗濯などの家事のすべてをAさんが行っている。寒い季節には炊事の際に湯を使うことも多い。以前から、手指に乾燥と亀裂があり、つっぱりを感じていた。パソコンの指紋認証に50～100回を要しストレスを感じていたが、「抗がん剤治療を受けているのだから、こんなものなのかな」と思い、受診時に訴えることはなかった。スキンケアは実行していなかった。

❶アセスメント

Aさんの手足症候群を**図4**に示す。

手足症候群の重症度を評価する指標には、Common Terminology Criteria for Adverse Events（CTCAE）による分類[3]（**表2**）やBlumの分類[4]（**表3**）がある。これらの症状が生活にどのような影響を及ぼしているか、患者の生活様式のなかに、症状を悪化させる行動はないかをアセスメントする。

Aさんの手指には乾燥とつっぱり感があった。指の内側に細かな亀裂がみられ、治癒と再発を繰り返していた。亀裂があるときには痛みがあった。色素沈着や爪の変形はなかった。日常生活はパソコンの指紋認証に苦労していたが、亀裂による痛みがないときは家事や就業には問題はなかったた

アセスメントのポイント
①症状が生活にどのような影響を及ぼしているか
②患者の生活様式のなかに症状を悪化させる行動はないか

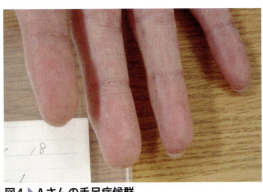
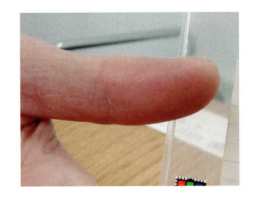

図4 ▶ Aさんの手足症候群

表2 ▶ CTCAEによる分類

	Grade 1	Grade 2	Grade 3	Grade 4	Grade 5
手掌・足底発赤/知覚不全症候群	疼痛を伴わないわずかな皮膚の変化または皮膚炎(例:紅斑、浮腫、角質増殖症)	疼痛を伴う皮膚の変化(例:角層剥離、水疱、出血、浮腫、角質増殖症);身のまわり以外の日常生活動作の制限	疼痛を伴う高度の皮膚の変化(例:角層剥離、水疱、出血、浮腫、角質増殖症);身のまわりの日常生活動作の制限	—	—
皮膚乾燥	体表面積の<10%を占めるが紅斑や瘙痒は伴わない	体表面積の10〜30%を占め、紅斑や瘙痒を伴う;身のまわり以外の日常生活動作の制限	体表面積の<30%を占め、瘙痒を伴う;身のまわりの日常生活動作の制限	—	—
皮膚色素過剰	体表面積の<10%を占める色素沈着;社会心理学的な影響はない	体表面積の>10%を占める色素沈着;社会心理学的な影響を伴う	—	—	—

文献3)より引用

表3 ▶ Blumの分類

Grade	臨床領域	機能領域
1	しびれ、皮膚知覚過敏、ヒリヒリ・チクチク感、無痛性腫脹、無痛性紅斑、色素沈着、爪の変形	日常生活に制限を受けることのない症状
2	腫脹を伴う有痛性皮膚紅斑、爪甲の高度な変形・脱落	日常生活に制限を受ける症状
3	湿性痂皮・落屑、水疱、潰瘍、強い痛み	日常生活を遂行できない症状

該当する症状のGradeが両基準(臨床領域・機能領域)で一致しない場合は、より適切と判断できるGradeを採用する

め、Grade1〜2(CTCAE Ver.4.0)と判断した。

皮膚乾燥の客観的指標として、右手背と右拇指腹の経表皮水分喪失、皮脂量、角質水分量を測定した。

①経表皮水分喪失:手背は13.7g/m²h、拇指腹は35.5g/m²h
②皮脂量:手背は0μg/cm²、拇指腹は0μg/cm²
③角質水分量:手背は29.3AU、拇指腹は20.7AU

手背、拇指腹ともに、皮膚のバリア機能が低下したために経表皮水分喪失が増加しており、これによって皮脂や角質水分量が低下し乾燥が生じて

皮膚乾燥の客観的指標の測定器具
①経表皮水分喪失:
　VapoMeter
②皮脂量:
　Sebumeter® SM815
③角質水分量:
　Corneometer® CM825PC

いた。

　室内での就業のため紫外線を浴びる機会は少なく、また手足に強い圧迫や摩擦が生じる動作はなかった。生活動作では、保湿などのスキンケアを行っておらず、湯を使って炊事をしていることが皮膚の乾燥をさらに悪化させていることが考えられた。

❷スキンケア

　手足症候群のケアは、保清、保湿、保護などのスキンケアが基本である。色素沈着や爪の変化に対しては症状に応じたケアを行う。また、症状の程度に応じて減量や休薬、ステロイド薬などの薬物治療を行う。

①保清・保湿・保護
- 皮膚に機械的な刺激を与えないよう、こすらずに泡で洗浄する。
- 熱い湯での洗浄や、多すぎる洗浄回数は、皮脂を減少させる原因となるため避ける。
- 保湿剤は、無添加・無香料・弱酸性・アルコール非含有のものを選択する。
- 保湿剤は、手洗い・入浴などの後10分以内に塗布する。
- 就寝時は綿の手袋を着用する。
- 水仕事時はゴム手袋を着用する。

②色素沈着に対するケア
- 季節にかかわらず直射日光に当たることを避ける。
- 日傘、帽子、手袋、長袖の服などで紫外線を避ける。
- 日焼け止めクリームを使用する。ノンケミカル（紫外線散乱剤）のものがよい。

③爪の変化に対するケア
- 爪は切りすぎない（スクエアカットがよい）。
- ベースコート、クリーム・オイルなどで爪を保護する。
- 爪の割れ、ひっかかりによる爪の剥がれを予防するため、爪切りではなくやすりを使用する。
- 手袋を装着し、爪を保護する。

④チロシンキナーゼ阻害薬によるびらんに対するケア
- 長時間の歩行など、同一部位に圧迫を与える動作は避ける。
- サイズに余裕のある靴を選ぶ。
- クッション性のある靴を選ぶ。
- ヒールの高い靴は避ける。
- 胼胝や鶏眼はあらかじめ除去しておく。

　Aさんには、低刺激保湿ローション（図5）を両手に2回/日以上塗布するよう指導した。炊事や入浴の後は、できるだけ早く保湿ケアを行うよう指導した。

> **ケアのポイント**
> ①保清、保湿、保護などのスキンケアを行う
> ②色素沈着や爪の変化に対しては症状に応じたケアを行う
> ③症状の程度に応じて減量や休薬、ステロイド薬などの薬物治療を行う

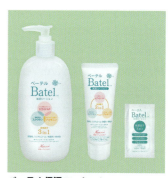

ベーテル保湿ローション
（越屋メディカルケア）

図5 ▶ 低刺激保湿ローション

❸その後の経過

　炊事の際に湯を使用しないように指導したが、寒い日には使用しているようだった。

　スキンケア開始から2週間後には、乾燥、亀裂、つっぱり感が消失した。その結果、パソコンの指紋認証が5〜10回で可能になり、ストレスが軽減した。ケア開始4週間後に皮膚乾燥の客観的指標を測定した。

①経表皮水分喪失：手背13.7g/m^2h→8.0g/m^2h、拇指腹35.5g/m^2h→23.4g/m^2hに減少(バリア機能が回復していた)

②皮脂量：手背0.0μg/cm^2→1.0μg/cm^2、拇指腹0.0μg/cm^2→2.0μg/cm^2に増加

③角質水分量：手背29.3AU→39.0AU、拇指腹20.7AU→28.6AUに増加

　このように、乾燥が改善していることが客観的指標からも評価でき、4週間後にはCTCAE Ver.4.0でGrade0となった[5]。

引用・参考文献

1) 四国がんセンター編：分子標的薬を中心とした皮膚障害──診断と治療の手引き．メディカルレビュー社，2014．
2) 荒尾晴惠，田墨恵子編：患者をナビゲートする！ スキルアップ がん化学療法看護．日本看護協会出版会，2010．
3) 有害事象共通用語規準 v4.0 日本語訳 JCOG版．2015．
　http://www.jcog.jp/doctor/tool/CTCAEv4J_20150310.pdfより2015年4月20日閲覧
4) Blum JL, et al：Multicenter phase II study of capecitabine in paclitaxel-refractory metastatic breast cancer．J Clin Oncol, 17(2)：485-493, 1999．
5) 松井優子，佐々木絵美，高堂祥子ほか：抗がん剤投与中の患者の手足症候群に対するアルギニン、スクワラン、セラミド含有保湿ローションの効果．日本創傷・オストミー・失禁管理学会誌，17(4)：304〜311, 2013．

part 2 がん化学療法を受ける患者の皮膚障害ケア

松井 優子　天野 こず江

痤瘡様皮疹のアセスメントとケア

EGFR阻害薬による皮膚障害の特徴

　上皮成長因子受容体（EGFR）阻害薬による皮膚への障害には、手足症候群、痤瘡様皮疹、脂漏性皮膚炎、爪周炎、皮膚乾燥などがある。エルロチニブ（タルセバ®）、セツキシマブ（アービタックス®）、パニツムマブ（ベクティビックス®）などのEGFR阻害薬は、多くの上皮性腫瘍に過剰発現しているEGFRに結合し、シグナル伝達を阻害することにより抗腫瘍効果を発揮する。このEGFRは正常な皮膚の表皮基底細胞、脂腺細胞などにも分布し、皮膚や毛包、爪の分化や増殖に関与していることから、正常皮膚の活性化EGFRが著しく減少して皮膚の新陳代謝に影響を与え、乾燥や痤瘡様皮疹などの皮膚障害が発生すると考えられている[1]。

　これらの皮膚障害は、投与後1週間程度で痤瘡様皮疹が出現し、2～3週間でピークとなり、3～4週間後には軽快する。その後、皮膚乾燥や爪囲炎が発生する（**図1**）。また、これらのEGFR阻害薬による皮膚障害が出現する患者ほど治療効果が高いことが知られている[2]。

epidermal growth factor receptor
上皮成長因子受容体

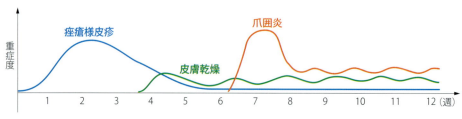

図1 ▶ EGFR阻害薬による皮膚障害の経過　　　　　文献2）より引用

事例　EGFR阻害薬による痤瘡様皮疹が発生した直腸がん患者さん

患者：Bさん、50代、男性

表1 ▶ CTCAEによる分類

	Grade 1	Grade 2	Grade 3	Grade 4	Grade 5
痤瘡様皮疹	体表面積の＜10％を占める紅色丘疹および/または膿疱で、瘙痒や圧痛の有無は問わない	体表面積の10〜30％を占める紅色丘疹および/または膿疱で、瘙痒や圧痛の有無は問わない；社会心理学的な影響を伴う；身のまわり以外の日常生活動作の制限	体表面積の＞30％を占める紅色丘疹および/または膿疱で、瘙痒や圧痛の有無は問わない；身のまわりの日常生活動作の制限；経口抗菌薬を要する局所の重複感染	紅色丘疹および/または膿疱が体表のどの程度の面積を占めるかによらず、瘙痒や圧痛の有無も問わないが、静注抗菌薬を要する広範囲の局所の二次感染を伴う；生命を脅かす	死亡

文献4)より引用

経過

直腸がんの診断時に結腸ストーマを造設し、サードラインとしてパニツムマブ＋イリノテカン療法を受けていた。治療開始と同時に、ヒルドイドソフト®、ステロイド外用薬、ミノマイシン内服薬が処方された。

スキンケア

保清、保湿、保護の重要性と方法を、妻も交えて指導した。Bさんの皮膚はもともと脂性肌であったことから、「こんなに脂っぽくしっとりしているのに、保湿剤を塗らないといけないのか？」と問うため、多くの場合は投与後1週間程度で皮膚症状が出現し始めること、予防のためにスキンケアを行うことが効果的であることを説明した。妻には、本人の目が届かない部位である背部、殿部、頭部の観察や、手が届かない部位への薬剤の塗布を依頼した。

❶痤瘡様皮疹の症状とアセスメント

EGFR阻害薬による痤瘡様皮疹は、毛包脂腺系が皮脂および落屑したケラチノサイトで閉塞して炎症を起こし、これにより毛孔に一致した紅色丘疹、黄色調の膿疱が出現する。無症状なことが多いが、瘙痒感、痛み、灼熱感などの自覚症状を伴うこともある。一般的な「にきび」（痤瘡）と外観は似ているが、アクネ菌は関与しておらず、無菌性の毛包炎である。好発部位は、頭部、顔面、頸部、肩、前胸部、背部である[3]。

痤瘡様皮疹の重症度分類として、CTCAE Ver.4.0がある（**表1**）[4]。症状のアセスメントは、皮疹の範囲、痛みや感染の有無に加え、日常生活の阻害の程度を評価する。また、患者のセルフケア能力や、日常生活のなかに皮膚の圧迫や摩擦などの症状を悪化させる行動がないかを確認することも重要である。

Bさんの場合、2コース目より、顔面、頭部、胸腹部、背部などに痤瘡様皮疹が発生した。瘙痒感や痛みはなく、Grade1〜2と判断した。妻の協力を得ながらスキンケアを継続したが、3コース後にはさらに範囲が広がり、局所症状も悪化した。頭部は「枕に触れると痛くて出血するし、夜に何度も目が覚める。肩から腕にかけて触れると痛い。顔や頭がかゆい」と訴えており、Grade2〜3と判断した（**図2**）。

アセスメントのポイント
① 皮疹の範囲、痛みや感染の有無
② 日常生活の阻害の程度
③ 患者のセルフケア能力
④ 皮膚の圧迫や摩擦などの症状を悪化させる行動がないか

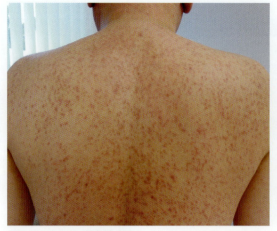
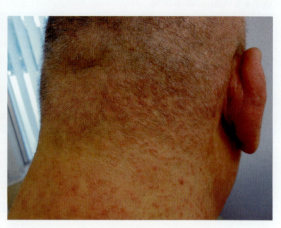

図2 ▶ Bさんの痤瘡様皮疹

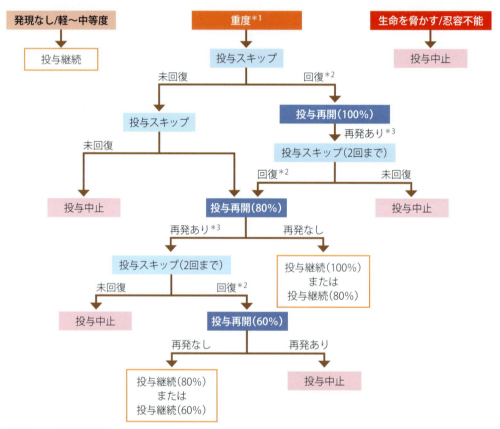

皮膚または爪関連の毒性
*1 ステロイドの全身投与を要する、または忍容不能と判断される毒性。抗生物質または抗真菌剤の静脈注射を要する感染。創面切除術を要する毒性。重篤な有害事象。
*2 Grade2以下またはベースラインまで回復。ステロイドの全身投与を要しなくなる、または忍容可能と判断されるまで回復する。抗生物質または抗真菌剤の静脈注射を要しなくなるまで回復。3回以上投与のスキップを要する場合には、本剤投与を中止する。
*3 毒性が再発した場合、2回まで本剤投与をスキップ可とする(前回投与日より6週間を超えないこと)。なお、2回目の投与スキップは、*2に定める基準に該当する基準を満たさない場合のみとする。

図3 ▶ ベクティビックス®による皮膚障害の投与量の調整

文献2)より引用

表2 ▶ ベクティビックス®による痤瘡様皮疹の対処法

Grade1	Grade2	Grade3	Grade4
ステロイド（外用） 頭皮：strong（ローションタイプ推奨） 顔面：medium 体幹および四肢：very strongまたはstrong		ステロイド（外用） 頭皮：strongestまたはstrong（ローションタイプ推奨） 顔面：medium 体幹および四肢：strongest	
	ミノサイクリン（内服）などを追加	ステロイド（内服）を短期間追加	

文献2）より一部改変

❷スキンケア

多くの場合、症状の程度に応じて減量や休薬が行われ、症状が回復した後に再開される（**図3**）。症状に応じて抗菌薬（ミノサイクリン：ミノマイシン®）、保湿剤（ヒルドイド®など）、ステロイド外用薬などが処方される（**表2**）。

EGFR阻害薬による皮膚障害が出現する患者ほど抗腫瘍効果が得られることから、皮膚障害の症状をコントロールし、治療の中断をできるかぎり避ける必要がある。痤瘡様皮疹は、前述のとおり無菌性の毛包炎である。痤瘡様皮疹の多くは3～4週間後には軽快するが、この期間に感染を起こすと炎症が継続し、皮疹が長期化する。したがって、感染を予防することが重要である。そのためには、皮膚を清潔に保つことや、保湿により皮膚のバリア機能を保つこと、すなわち、保清、保湿、保護などの基本的なスキンケアを継続して実施することが重要である。スキンケアとして、以下のケアが推奨されている[3)5)]。

①保清
- 弱酸性で低刺激の洗浄剤を使用する。
- 皮膚に機械的な刺激を与えないよう、擦らず泡で包み込むように洗浄する。
- 熱い湯での洗浄や、多すぎる洗浄回数は、皮脂を減少させる原因となるため避ける。

②保湿
- 保湿剤は、無添加・無香料、弱酸性・アルコール非含有のものを選択する。
- 保湿剤は、手洗いや入浴などの後5～10分以内に塗布する。

③保護
- ひげ剃りは電気カミソリを使用する。
- 水仕事時はゴム手袋を着用する。
- 就寝時は綿の手袋を着用する。
- 紫外線対策をする（日焼け止め〈紫外線散乱剤：ノンケミカル〉を使用する。日傘・帽子・手袋・長袖の衣類などを着用する）。
- 機械的刺激から守る（肌着は綿や絹などの天然素材の軟らかいものを着用する。締め付ける衣類は着用しない。糊で硬くなったシーツを使用し

ケアのポイント
① 皮膚障害の症状をコントロールし、治療の中断をできるかぎり避ける
② 皮膚のバリア機能を保つことにより感染を予防する
③ 保清、保湿、保護などの基本的なスキンケアを継続して実施する

ない)。
　EGFR阻害薬の投与時の予防的スキンケアの効果を評価した臨床試験として、STEPP試験がある。パニツムマブの投与を受けている転移性大腸がんの患者を対象に、予防的スキンケア(①保湿剤を毎日塗布、②外出時に日焼け止めを使用、③局所的なステロイド薬の塗布、④抗生物質の服用)を行った結果、症状出現後にケアを開始した群よりもGrade2以上の皮膚障害の発生率が低く、また皮膚障害が発現するまでの期間が長かったと報告されている[6)7)]。
　治療開始前から皮膚障害の発現の可能性を説明し、ライフスタイルにあったスキンケアを習慣づけておくことが効果的である。また、EGFR阻害薬を投与されている患者は、座瘡様皮疹だけでなく、手足症候群や爪囲炎などの副作用が出現している場合が多いため、それらの症状の推移も考慮しながらセルフケア能力を評価し、対策を立案する必要がある。
　Bさんの場合、パニツムマブ開始時に処方されていたミノマイシン®が増量された。Bさんは毎朝シャワーを浴びたあとに、妻の協力を得ながら保湿剤とステロイド薬の塗布を行っていた。座瘡様皮疹の部位にはステロイド薬を、手足にはヒルドイドソフト®を、体幹部には市販の保湿ローションを塗布していた。しかし、「仕事中はパソコンや書類を触るため、なかなか塗れない」と話した。Bさんはスキンケアの方法と必要性は理解しており、自宅では妻の協力を得ながら実施していた。就業しているBさんが無理をせずにケアを継続できることを優先し、実施できていることをみとめてかかわった。

❸ その後の経過

　4コース目は治療を1週間延期したところ、症状がGrade2まで改善したため、翌週からパニツムマブを減量して再開された。その後、Grade2を維持することを目安に延期や減量を行いながら治療が継続され、座瘡様皮疹の悪化はなく経過した。

予防的スキンケア継続のポイント
①治療開始前から皮膚障害の発現の可能性を説明し、ライフスタイルにあったスキンケアを習慣づけておく
②EGFR阻害薬を投与されている患者は、手足症候群などの症状の推移も考慮しながらセルフケア能力を評価し、対策を立案する

引用・参考文献
1) 荒尾晴惠, 田墨惠子編：患者をナビゲートする！ スキルアップ がん化学療法看護. 日本看護協会出版会, 2010.
2) 武田薬品工業：ベクティビックス適性使用ガイド. 第3版, 2013.
http://www.vectibix-takeda.com/pdf/tekiseisiyouguide.pdfより2015年4月20日閲覧
3) 四国がんセンター編：分子標的薬を中心とした皮膚障害——診断と治療の手引き. メディカルレビュー社, 2014.
4) 有害事象共通用語規準 v4.0 日本語訳 JCOG版. 2015.
http://www.jcog.jp/doctor/tool/CTCAEv4J_20150310.pdfより2015年4月20日閲覧
5) 内藤亜由美, 安部正敏編：スキントラブルケアパーフェクトガイド. 学研メディカル秀潤社, 2014.
6) Lacouture ME, et al : Skin toxicity evaluation protocol with panitumumab (STEPP), a phase II, open-label, randomized trial evaluating the impact of a pre-Emptive Skin treatment regimen on skin toxicities and quality of life in patients with metastatic colorectal cancer. J Clin Oncol, 28(8) : 1351-1357, 2010.
7) Kobayashi Y, et al : Randomized controlled trial on the skin toxicity of panitumumab in Japanese patients with metastatic colorectal cancer : HGCSG1001 study ; J-STEPP. Future Oncol, 11(4) : 617-627, 2015.

part 2　がん化学療法を受ける患者の皮膚障害ケア

木下 幸子

爪囲炎のアセスメントとケア

爪の構造と損傷

　がん化学療法を受ける患者に生じる有害事象には、さまざまな皮膚障害があるが、そのなかでも爪の周囲に生じる症状は、手足症候群とともに日常生活に大きな影響を及ぼす。重症例では、爪の剥離や膿瘍形成など、いったん生じると治癒にも時間を要することになる。爪の変形や消失など審美的な問題もあるため、早期に異常を発見して予防に努め、適切な対応が重要となる。

　爪は皮膚の一部であり、3層構造である。正常な爪の状態は、薄ピンク色であり適度な弾力性と硬さがある（**図1**）。水分含有率は13～17％といわれ、通常1日で0.1mmほど成長する[1]。爪母、爪甲、爪郭、爪床の4部位からなり（**図2**）、指先の保護や活動時に力の入れ方を調整するはたらきをもっている[1]。爪の損傷は活動への支障をきたすこととなり、日常生活のなかで不都合が生じる。

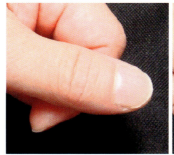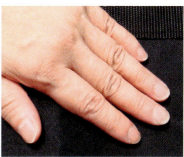

正常な爪は薄ピンク色であり、適度な弾力性と硬さがある
図1 ▶ 健常人の爪

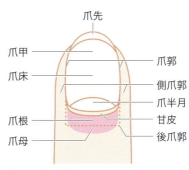

図2 ▶ 爪の構造

がん化学療法における皮膚と爪の変化

　近年、がん化学療法として使用される分子標的薬では手足症候群がよくみられるが、その他の抗がん薬、とくにEGFR阻害薬では、爪に生じる症

 EGFR
epidermal growth factor receptor
上皮成長因子受容体

表1 ▶ 爪に皮膚障害をきたしやすい主な抗がん薬と皮膚症状

	一般名	製品名	主な皮膚症状
細胞傷害性抗がん薬	ドキソルビシン塩酸塩リポソーム注射剤	ドキシル	皮膚炎、手足症候群、(紅斑、水疱、びらん)、爪の変化
	ドセタキセル	タキソテール	皮疹、皮膚剥離、皮膚潰瘍、爪の変化
	パクリタキセル	タキソール	皮疹、皮膚剥離、皮膚潰瘍、爪の変化
	シクロホスファミド	エンドキサン	皮膚炎、爪の変化
分子標的治療薬	①上皮成長因子受容体(EGFR)を標的とする薬剤		
	ゲフェチニブ	イレッサ	痤瘡様皮疹、脂漏性皮膚炎、皮膚乾燥・亀裂、爪囲炎、瘙痒感
	エルロチニブ	タルセバ	
	セツキシマブ	アービタックス	
	バニツムマブ	ベクティビックス	
	アファチニブ	ジオトリフ	
	②上皮成長因子受容体2型(HER2)を標的とする薬剤		
	トラスツマブ	ハーセプチン	痤瘡様皮疹、脂漏性皮膚炎、皮膚乾燥・亀裂、爪囲炎、瘙痒感
	ラパチニブ	タイケルブ	

文献2)より一部改変

表2 ▶ 爪囲炎の重症度分類

	Grade 1	Grade 2	Grade 3	Grade 4	Grade 5
爪囲炎	爪襞の浮腫や紅斑；角質の剥脱	局所的処置を要する；内服治療を要する(例：抗菌薬/抗真菌薬/抗ウイルス薬)；疼痛を伴う爪襞の浮腫や紅斑；滲出液や爪の分離を伴う；身のまわり以外の日常生活動作の制限	外科的処置や抗菌薬の静脈内投与を要する；身のまわりの日常生活動作の制限	—	—

文献5)より引用

状として、乾燥や爪囲炎(炎症、過剰肉芽形成)などが特徴的にみられる(**表1**)[2]。

　指先の痛みや力がこめられないなどの症状が生じると、痛み自体の苦痛に加え、食事時に箸が持てなかったり家事一般ができないなど、日常動作に影響を及ぼす。足指の場合は、履物の着用ができない、歩行時の痛みなどから転倒のリスクにもつながりかねない。

①爪の乾燥
　がんの悪液質、がん化学療法による自律神経系への影響によって皮脂の分泌が減少することにより、皮膚と同様に、爪の乾燥が進むと考えられる。乾燥が進むと亀裂が生じやすくなる。

②爪囲炎
　とくに分子標的薬により、菲薄化した側爪郭に圧迫が加わり爪囲炎が発症すると推測されている[3,4]。爪周囲皮膚の紅斑、側爪郭部の過剰肉芽形成がみられ、痛み、出血が生じる(**表2**)[5]。

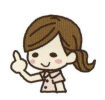

> **事例** 化学療法開始2週目ころより
> 爪囲炎がみられた消化器がん患者さん

患者：Cさん、60代、女性
経過

　消化器がんによりセツキシマブが投与された。2週目ころより自覚症状がみられたが、外来受診時に爪周囲炎が確認された（**図3**）。化学療法開始時にスキンケアについては説明されていたが、自分ではとくに積極的なケアは行っていなかった。

受診時の状態（重症度分類 Grade 3）

①**爪の状態・形状**：やや灰白色で、触れると硬く、弾力性が乏しい。やや肥厚した乾燥した状態がうかがえた。
②**爪周囲皮膚の状態**：爪と皮膚の境界が不安定で、色調不良で、ぶよぶよした感じであり、剥がれそうな弾力であった。側爪郭部の過剰肉芽形成がみられた。
③**痛みの有無**：違和感と細かい操作時には指先の痛みがみられた。
④**日常生活への支障**：爪切りやボタンかけなどの細かい作業や包丁を持つなどの家事への支障がみられた。手足の皮膚の状態から、十分な保清ができていないことが伺えた。

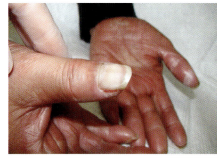
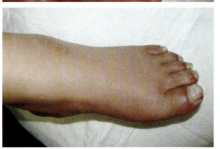
爪辺縁の肉芽の過剰形成により肉芽形成がみられる
図3 ▶ Cさんの爪囲炎

❶ 爪囲炎の治療

　爪囲炎の治療としては、①ステロイド外用薬、②焼灼、③外科的切除があげられる[2]。保存的治療としては、①テーピング法、綿球挿入法などがある[4]。いずれも、がん化学療法に詳しい医師、皮膚科医、整形外科医、薬剤師、看護師などの連携のもと進めるとよい。Cさんの場合、医師によりストロングクラスのステロイド外用薬（デルモベート軟膏）と保湿外用薬（ヒルドイドソフト®）が処方され、少なくとも2回/日の塗布を説明した。

❷ 爪のケアのポイント

①保清

　予防的に、泡状洗浄剤など刺激の少ない洗浄剤による愛護的な皮膚の洗浄を行う（**図4**）。皮膚障害発生後は痛みが生じ、細かい動きが制限されるが、感染の予防を目的として清潔に保つことが重要となる。皮脂の減少を喪失することを最小限にするために熱い湯は避け、微温湯を使用して余分な角質や汚れをやさしく除去する。泡状洗浄剤でなで

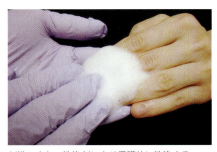
刺激の少ない洗浄剤により愛護的に洗浄する
図4 ▶ 皮膚の洗浄

るようにやさしく洗浄し、柔らかいコットンや不織布を使用しながら洗浄する。重篤な状況では、自己での洗浄は困難であることもあり、介護者による洗浄を行う。

外来受診時では、早期に発見ができるよう、皮膚の状態、保清の状況、日常生活状態をチェックする。ケアの提供が必要な場合もある。

②保護

早期であれば、予防的に爪を保護するために、まず爪や皮膚を保湿する。そして、損傷しそうな爪に対してはマニキュアで保護する。

爪や皮膚、爪と皮膚の接着が脆弱となっている状態では、その損傷を避けるために、保護していくことが必要となる。手指の動きに支障をきたし日常生活に影響を及ぼすため、サックなどを使用して保護する。夜間は、手袋を着用するなどの対策が早期より必要である。

爪囲炎は指の爪甲周囲に紅斑や炎症を伴う色素沈着がみられ、陥入爪の好発部位に亀裂を生じて痛みを伴うようになるため、らせん状にテーピングを巻いて爪が当たらないようにすることも有効[4]である（**図5**）。

③爪のケア

予防的に以下のケアを行う。

- **爪のカット**：不適切に行うと、巻き爪や深爪、爪棘を残しやすくなり、かえって肉芽形成を助長させやすい。短くしすぎないよう注意する。
- **爪の保湿**：治療開始とともに、市販または処方による保湿クリームを塗布する（**図6**）。手足に塗布する際に、爪、側爪郭部にも意識して塗布する（**図7**）。手はトイレの際の洗浄後、足は入浴後のタイミングに塗布する。夜の就寝前にはやや多めに塗布する。
- **爪切り**：非常に脆弱な状態の爪囲炎では、爪切りの操作も

保清のポイント
①刺激の少ない洗浄剤（泡状洗浄剤など）により愛護的に皮膚を洗浄する
②微温湯（熱い湯は避ける）を使用して角質や汚れをやさしく除去する
③外来では、皮膚の状態、保清の状況、日常生活状態をチェックする

保護のポイント
①早期：爪や皮膚を保湿し、損傷しそうな爪はマニキュアで保護する
②脆弱な状態：サックを使用して保護する。爪が割れそうな夜間は、手袋を着用する

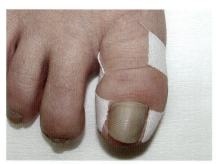

爪の外側に肉芽を形成した場合、らせん状にテープを貼付すると効果的である

図5 ▶ テーピングによる保護

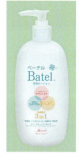

ベーテル保湿ローション
（越屋メディカルケア）

図6 ▶ 保湿クリーム

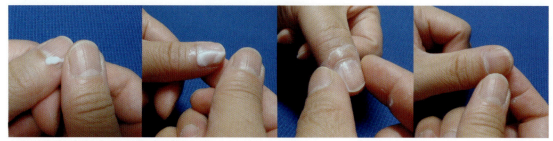

クリームを爪に少量をおき、爪甲、側爪郭部に優しくすり込む

図7 ▶ 保湿クリームの塗布

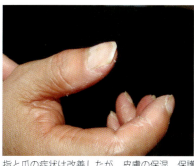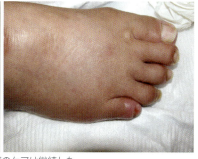

指と爪の症状は改善したが、皮膚の保湿、保護のケアは継続した

図8 ▶ Cさんの爪囲炎治癒後

困難になる。他者による爪のカットの介助も検討する。

Cさんの場合、爪や爪周囲皮膚の保清が不十分であり、乾燥や炎症の状態より、スキンケア指導、保湿とステロイド外用薬の使用が必要であると考えられた。日常生活における保清、保湿の指導が必要であった。

- 前述した保清ケアについて説明した。
- 爪のカットを看護師により実施した。

❸その後の経過

1週間後、Cさんの指と爪の症状は改善した（**図8**）。ステロイド外用薬は一時終了とし、皮膚の保湿クリームのみの塗布と保護のケアは継続とした。

相談できる体制の整備

外来受診時には、問診、実際の観察、本人の訴えや日常生活状況を聞くとともに、治療開始時期から予防ケアを行っていく必要がある。手の保湿クリームの塗布は実施されていても、爪の部分への意識した塗布は落としがちであるため、塗布を患者と一緒に行うとよい。また、いつでも患者が相談できる体制を整えることも大切である。処置やケア用品がすぐに対応できるよう、皮膚科など専門診療科との連携を整えておくことが必要である。

処置やケア用品がすぐに対応できるよう体制を整えておく

引用・参考文献

1) 東冤彦：爪の発生と生理．爪──基礎から臨床まで，p.14〜29，金原出版，2013．
2) 森文子：皮膚障害．がん化学療法ケアガイド（濱口恵子，本山清美編），p.189〜207，中山書店，2012．
3) 森暁：イレッサによる爪周囲炎．日臨皮医誌，60：230〜232，2006．
4) 河村進：形成外科の専門医による診断が必要な皮膚障害．分子標的薬を中心とした皮膚障害──診断と治療の手引き（四国がんセンター編），p.48〜51，メディカルビュー社，2014．
5) 有害事象共通用語規準 v4.0 日本語訳 JCOG版．2015．
http://www.jcog.jp/doctor/tool/CTCAEv4J_20150310.pdfより2015年4月20日閲覧
6) 新井裕子，新井健男：陥入爪の保存的治療法．今すぐできる皮膚小手術・基本手技のテクニック（宮地良樹監），p.108〜119，中山書店，2008．
7) 木下幸子：がん化学療法中のスキントラブル．スキントラブルケアパーフェクトガイド（内藤亜由美，安部正敏編），p.192〜199，学研メディカル秀潤社，2013．

part 2 がん化学療法を受ける患者の皮膚障害ケア

久保 美千代

移植片対宿主病（GVHD）のアセスメントとケア

移植片対宿主病とは

　移植片対宿主病（GVHD）は、造血幹細胞移植（HSCT）以後に出現する合併症である。慢性GVHDの病態生理の理解は依然不十分であり、有効な治療の開発が他の同種移植後の合併症と比べて立ち遅れている[2]。そのため、外来へ移行してから発症することが多く、症状が遷延する場合がある[7]。慢性GVHDのなかでも皮膚障害の発生率は高く、皮膚障害が起こると、身体的苦痛だけでなく精神的・社会的な苦痛をいだくことが予測される。

GVHD
graft-versus-host disease
移植片対宿主病

HSCT
hematopoietic stem cell transplantation
造血幹細胞移植

GVHDの皮膚障害の分類

　移植片対宿主病は、移植片中に含まれるドナーのTリンパ球が移植された患者の細胞に遭遇すると、これを非自己（異物）であると認識し攻撃することで発症する、いわば医原性疾患である。患者は抗白血病効果（GVL）を期待し、GVHDのリスクを受容したうえで、同種移植を受ける[1]。GVHDの発症や重症度は、ドナーが非血縁者の場合や移植する幹細胞が末梢血幹細胞の場合に、骨髄や臍帯血の移植に比べリスクが高いという報告がある[2]。

　急性GVHDは、100日以内発症の古典的急性GVHDと100日以降発症の持続性・再燃性あるいは遅発性急性GVHDに分類し、慢性GVHDは、発症時期を問わず急性GVHD徴候を伴わない古典的急性GVHDと古典的慢性GVHDを伴うオーバーラップ症候群に分類されている（**表1**、**図1**）[3]。

　急性GVHDの発生原因は、移植片の宿主に対する免疫学的反応によるものである。典型的な症状として、白血球の生着前後に赤みのある丘疹が、手掌、足底、前腕、下腿、顔面、前胸部などに出現する。しばしば瘙痒感を伴い、重症化すると全身紅皮症・水疱形成や表皮剥離へと進展する[1]。

　慢性GVHDの発生原因は、自己免疫疾患に類似する免疫異常、臓器機能障害や免疫不全である[3]。皮膚、口腔、眼、胃腸管、肝臓、肺、造血・免疫系、筋膜、関節、生殖器の症状や、心嚢水、胸・腹水、重症筋無力症や多発性筋炎などの自己免疫疾患が報告されている（**表2**）。発症後は日常生活に支障をきたし、QOLの低下をみとめる患者は少なくない。

GVL
graft versus leukemia
抗白血病効果

表1 ▶ 急性GVHDと慢性GVHDの分類

	分類	HSCT/DLIからの発症時期	急性GVHD徴候の有無	慢性GVHD徴候の有無
急性GVHD	古典的急性GVHD	100日以降	あり	なし
	持続性、再燃性、あるいは遅発性急性GVHD	100日以内	あり	なし
慢性GVHD	古典的慢性GVHD	時期を問わず	なし	あり
	オーバーラップ症候群	時期を問わず	あり	あり

DLI
donor lymphocyte infusion
ドナーリンパ球輸注

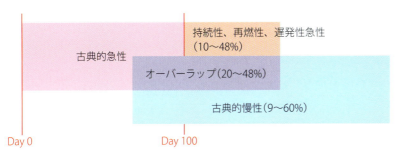

図1 ▶ 改定NIH consensus定義

表2 ▶ 慢性GVHDの徴候・症状

	確定所見（慢性GVHDの診断を確定するに十分）	特徴的所見（慢性GVHDでみられるが、単純で診断を確定するには不十分）	その他の所見（確定診断された場合は慢性GVHDの症状と判断できる）	共通所見（急性・慢性GVHDの両方にみられる）
皮膚	・多形成皮膚萎縮症 ・扁平苔癬様所見 ・硬化所見 ・限局性強皮症様所見 ・硬化性苔癬様所見	・色素脱失	・発汗異常 ・魚鱗癬 ・毛孔性角化症 ・色素沈着低下 ・色素沈着異常	・紅斑 ・斑状丘疹 ・瘙痒疹
爪		・爪形成異常、縦線、横線、脆弱化 ・爪剥離症 ・翼状爪膜 ・爪欠損（通常、対象系・大半の爪に発症）		
頭髪・体毛		・頭髪の瘢痕性：非瘢痕性脱毛の新規発症（化学療法からの回復後） ・鱗屑 ・丘疹鱗屑性病変	・頭髪の薄毛（通常は斑状） ・硬化または艶の喪失（内分泌、その他の原因では説明できないもの） ・若白髪	

文献3）より一部抜粋

非血縁者間同種骨髄移植後に慢性GVHDをみとめた急性白血病患者さん

患者：Dさん、20代、男性。キーパーソンは母親
経過

急性白血病を発症し、他院で化学療法を繰り返していたが、病状が悪化し、骨髄移植目的で当院に紹介入院となった。前処置（全身照射・大量化学療法）後に非血縁者間同種骨髄移植を施行、生着1か月後に急性GVHDを合併したが、軽快し退院となった。

退院2か月ころから外来フォロー中に背部と手掌の紅斑が出現し、慢性GVHD（皮膚、口腔、眼）と診断された。免疫抑制薬の投与や局所療法（ローションや軟膏）の使用で、経過観察をしていたが増悪はなかった。GVHD発症約2年後、背部、殿部、両腋窩、両腸骨に皮膚障害（以下、潰瘍）と間質性肺炎の合併で入院となった（**図2**）。

入院後、免疫抑制薬と酸素の投与が開始となった。潰瘍に対しては、皮膚科医師の指示で抗菌薬軟膏によるガーゼ処置に変更となり、そのころより介入を開始した。間質性肺炎の症状が軽快し、座位をとる時間が増えたころから、殿部の痛みが増強し潰瘍が拡大した。痛みに対しては、鎮痛薬で疼痛コントロールをはかりながら処置をしていたが、潰瘍の軽快がみとめられないため免疫抑制薬AからBに変更となった。

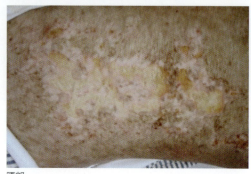
腰部

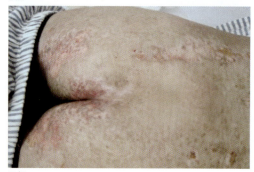
殿部

図2 ▶ Dさんの皮膚障害

❶全人的苦痛のアセスメント

皮膚障害が発生すると、難治性で常に感染のリスクが高い状態で創傷管理を行っていかなければならない。患者は、滲出液による不快感やガーゼ交換による痛みなどの身体的苦痛だけでなく、ボディイメージの変容から引き起こされる精神的・社会的な苦痛をいだいてしまう。

①潰瘍の状態（局所）
⑴症状

両腋窩、両腸骨、背部から両殿部は、びらんと潰瘍が広範囲（全身の18％）にみとめられた。滲出液は少量で、潰瘍部は色素脱失した状態であった。感染兆候はなかったが、免疫抑制薬の治療が長期化していたため、さらに感染のリスクが高い状態となっていた。

アセスメントのポイント
①皮膚障害は難治性であり、常に感染リスクが高い状態で創傷管理を実施することを考慮する
②身体的苦痛（滲出液による不快感やガーゼ交換による痛みなど）に加え、精神的・社会的な苦痛（ボディイメージの変容など）をいだくことを理解する

表3 ▶ 慢性GVHDにおける内的要因

移植前処置 (大量化学療法、全身放射線照射)	移植前処置により、基底細胞がダメージを受けている。このため、ターンオーバーは順調に機能しなくなるため、角質層は非常に薄くなってしまう。皮脂腺自体もダメージを受けるため皮脂の分泌量も低下し、皮膚表面は非常に乾燥した状態となり、バリア機能が著しく損なわれる。移植前処置を受けた半年以内は、皮膚のバリア機能が破綻し、皮膚障害のリスクが高くなる。皮膚障害が発生すると治癒遅延を起こすことがある[2]
慢性GVHD皮膚	GVHDを発症した皮膚は非常に脆弱で、基底細胞の液状変化により基底層と真皮の結合が非常に弱い状態となり、軽微な外力や摩擦で損傷を受けやすい状態になる。また、リンパ液還流異常により容易に潰瘍形成となる[5]
薬剤の影響 (免疫抑制薬・ステロイド薬)	免疫抑制薬の副作用として、白血球の低下があり易感染状態となる。ステロイド薬の副作用は、皮下出血、皮膚萎縮、発汗異常、浮腫、創傷治癒遅延などがあげられる[8]

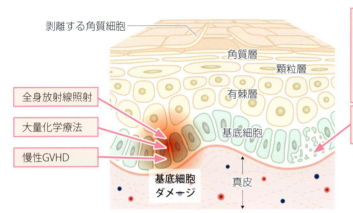

図3 ▶ 慢性GVHDにおける内的要因と基底細胞ダメージ

(2)発生原因

潰瘍を形成した内的要因(**表3**、**図3**)は、①移植前処置や慢性GVHDの合併、②免疫抑制薬やステロイド薬などの副作用、③発汗による生理的要因であった。外的要因として、寝具や椅子、下着による物理的刺激が考えられた。

(3)発生時期

慢性GVHDを発症した後は、紅斑の悪化と軽快を繰り返していた。今回の入院1か月前から潰瘍が形成していた。

(4)管理方法

抗菌薬軟膏によるガーゼ処置を1日1回行っていた。医療用テープでガーゼを固定し、剥離するときは剥離剤を使用していた。

(5)治癒過程

潰瘍部は治癒遅延の状態であった。その原因として、①長期間のステロイド薬の影響で、創治癒を進めるための細胞の働きが抑制されていたこと、②発汗と軟膏の持続的な付着により創面がアルカリ性になっていたこと、③創面にガーゼが固着することによる組織損傷が起こっていたこと、④姿勢による殿部の圧迫とガーゼによる擦れ、などが考えられた。

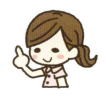

以上のことから、効果的な創傷管理を行い、身体的・精神的・社会的苦痛を軽減していく必要があった。

②潰瘍周囲の皮膚状態

　扁平苔癬様、色素脱出、皮膚の硬化や萎縮はほぼ全身性に及び、皮膚は非常に乾燥し鱗屑が付着していた。皮膚の状態から、移植前処置をした後より皮膚の機能が十分に発揮できていなかったことが考えられた。

　潰瘍部は滲出液がみとめられ、潰瘍周囲が浸軟していた。そのことから皮膚は脆弱となるため、バリア機能が低下し、潰瘍周囲の皮膚障害や感染のリスクが高いことが考えられた。潰瘍部の感染を回避するために、創面だけでなく周囲の清浄化をはかる必要があると判断した。また、外的刺激への抵抗力が低下した状態のなかで、医療用テープを使用することで新たな皮膚障害が発生するリスクがあると考えた。

③痛み

　背部と殿部の痛みを増強させた要因は、①処置時のガーゼを剥がす刺激によるもの、②ガーゼによる接触によるもの、③座位時の圧迫など物理的刺激であると考えた。

　痛みを軽減するために、処置の時間はDさんの希望で設定した。鎮痛薬を内服し処置をしていたが、それだけでは痛みの緩和がはかれていない状況であった。とくにガーゼを剥離するときの痛みが強く、ケア用品の見直しが必要であると考えた。

④QOL

　ガーゼを剥離するときの痛みを緩和する目的で、ガーゼと軟膏量が増え、身体に700g（ガーゼと軟膏量）の重みと厚みが加わっていた。そのため、Dさんは正しい姿勢を保つことができなくなり、トイレまでの移動や排泄行動などに支障をきたしていた。

❷処置による痛みの緩和

　Dさんの苦痛は、潰瘍・びらんの痛みとガーゼを剥離するときの痛みであった。痛みを取り除くために、処置や座位時の苦痛を軽減できる方法を検討し、治癒環境を整えることが重要であった。

　鎮痛薬の内服を継続しながら、皮膚科医師と相談し、ガーゼの剥離刺激により皮膚再生の妨げにならない非固着性吸収ドレッシング材に変更した。処置を行うときは、潰瘍の深さ、痛みの有無や表情を観察した。非固着性吸収ドレッシング材は創面に固着しなくなるため、ガーゼの剥離刺激による痛みを軽減することができた。また、滲出液を吸収するため、創周囲皮膚の浸軟を軽減することができた。

❸感染を予防する

　骨髄抑制薬の投与により、免疫能が低下し局所の感染のリスクが高い状況であった。Dさんにとって、感染が生命の危機をもたらすリスクがあっ

ケアのポイント
①ガーゼ剥離などの処置による痛みを軽減する
②異常の早期発見に努め、感染を予防する
③物理的・科学的刺激を予防し、二次障害を起こさない

たため感染予防が必須であった。感染のリスクが高い時期だったので、洗浄を行うときに滲出液の量・性状・においや感染の状況などを観察し異常の早期発見に努めた。

　Dさんや担当看護師とのカンファレンスの結果、Dさんは酸素吸入中であり、毎日ベッド上で潰瘍部と周囲の皮膚洗浄を行うことにした。皮膚が脆弱であったため、弱酸性洗浄剤を選択した。そのときに、添加物などの種類や量でしみる感じなど、使用感を本人に確かめてもらった。弱酸性洗浄剤を十分に泡立て、肌を包みこむように手掌で洗浄し、皮膚を擦らないよう注意した。また、洗浄剤が残らないように、たくさんのお湯で洗い流した。その後、間質性肺炎の軽快とともに、ベッド上での洗浄から看護師の介助によるシャワー浴へと移行したが同様の洗浄は継続した。

❹スキンケア

　ガーゼ固定にテープを希望していたため、保湿剤を見直した。保湿効果が長く塗布時に摩擦の少ないもの、保湿剤を塗ったあとにテープ固定ができるものとして、ローションタイプの保湿剤を選択した。皮膚洗浄後は毎日ローションを塗布し、角質層に必要な成分を補った。

　次に、皮膚科から処方された外用薬を塗布した。乾燥が強い場合は皮膚科医師に相談し、ローションを1日数回塗布し保湿を強化した。保湿剤を選択する際は、長期間使用することになるため、本人に使用感を確認する

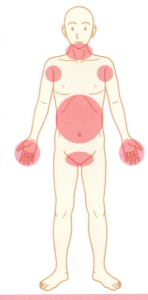

図4 ▶ 物理的刺激・化学的刺激を予防するポイント

必要がある。

医療用テープは角質の剥離刺激が少ない5mm幅のものを選択した。保湿成分が配合されている皮膚皮膜剤（ノンアルコール性保護膜形成剤）を散布したのちに、皮膚を引っぱらないよう固定した。医療用テープを剥がすときは、表皮と真皮の断裂を予防するために剥離剤の使用を継続し、剥離角度に注意し、剥離する皮膚を指で押さえながらゆっくりと行った。また、殿部の痛みを軽減するため、体圧分散マットレスと椅子用の体圧分散用具を使用し、定期的な除圧を行うことにした。

図4に物理的刺激・化学的刺激を予防するポイントを示す。

❺その後の経過

非固着性吸収ドレッシング材に変更することで、創面の剥離時の痛みは減少し、感染を起こすことなく経過することができた。また、使用する軟膏量とガーゼの枚数が減り、身体に加わる重みが1/7に減少したことで、Dさんは正しい姿勢を保つことができるようになった。免疫抑制薬を変更した数日後より皮膚障害が改善した。

担当看護師が行っていたケアを母親が行うようになり、その後、Dさんも創処置を習得し退院した。退院半年後に潰瘍は治癒し、現在は職場に復帰している。

慢性GVHD皮膚障害発生時の看護師の役割

慢性GVHDの皮膚障害が発生すると、難治性で感染が生命の危機をもたらすリスク状態となる。慢性GVHD皮膚障害のケアにおける看護師の役割は、皮膚障害の発生機序や発生要因をアセスメントし、予防することである。そのためには、基本的スキンケア（皮膚の洗浄・保湿・保護）を行い、皮膚のバリア機能を維持・更新することが重要である。

患者は皮膚障害が発生すると、先の見通しがもてないため精神的に不安に陥りやすい。このような状況のなかで、ケアの妥当性を導いてくれる存在が必要であり、専門職やチームとの連携が必要であると考える。

皮膚障害を予防するためには、皮膚の洗浄・保湿・保護を行い、皮膚のバリア機能を維持・更新することが重要

引用・参考文献

1) 豊嶋宗徳：移植片対宿主病（GVHD）のマネジメント．がん看護，17(3)：354，2012．
2) 山田真由美：移植片対宿主病（GVHD）の看護のポイント．がん看護，17(3)：349，2012．
3) 神田善伸編：みんなに役立つ造血幹細胞移植の基礎と臨床．改訂版，p.332，414〜416，医薬ジャーナル社，2012．
4) Przeoiorka D, et al：Chronic graft-versus-host disease after allogeneic blood stem cell transplantation. Blood, 98(6)：1965-1700, 2001.
5) 日本造血細胞移植学会：造血細胞移植ガイドライン――GVHD．2008．
   www.jshct.com/guideline/pdf/2009gvhd.pdf
6) 清水宏：表皮真皮接合部．あたらしい皮膚科学．第2版，中山書店，2011．
   www.derm-hokudai.jp/textbook/pdf/2-03.pdf
7) 赤川順子：皮膚GVHDのケア．WOC Nursing，2(6)：59，2014．
8) 日本看護協会認定看護師制度委員会創傷ケア基準検討会編著：スキンケアガイダンス．創傷ケア基準シリーズ3，第2版，p.213，日本看護協会出版会，2004．

part 2 がん化学療法を受ける患者の皮膚障害ケア

山田 陽子

ストーマ周囲の皮膚障害の予防とケア

化学療法中にストーマ周囲に生じる皮膚障害

がん化学療法中の皮膚障害は、抗がん薬の作用だけで発生するだけでなく、有害事象の影響、あるいは、がんの進行による病状悪化がまねく二次的なものなど、さまざまな原因で生じやすい[1]。とくにストーマ周囲皮膚では、"装具装着"という本来皮膚にとっては不要である環境や、化学療法の有害事象によって生じるストーマのセルフケア能力（以下、セルフケア能力）の低下が、皮膚障害を重篤化させることがある。

したがって、化学療法中のストーマ周囲皮膚に生じる皮膚障害を予防するためには、愛護的なスキンケアはもとより、化学療法の有害事象対策やセルフケア支援策を立てておくことが重要である。

> **皮膚障害予防のポイント**
> ①愛護的なスキンケアを行う
> ②化学療法の有害事象対策を検討する
> ③セルフケア支援策を立てる

事例 腫瘍穿通のため補助化学療法を半年間行い ストーマ周囲に皮膚障害が生じた直腸がん患者さん

患者：Eさん、60代、男性。S状結腸がん穿通、直腸がん、汎発性腹膜炎、腹腔内膿瘍

術式：ハルトマン手術、腹腔内洗浄ドレナージ術

経過

汎発性腹膜炎の影響で術後麻痺性イレウスを発症したが、体調は良好で離床ができていたため、術後5日目から排泄処理訓練を、7日目より装具交換訓練を開始し、ストーマのセルフケアを確立して退院となった。腫瘍穿通であったため、補助化学療法を半年間行うことになり、化学療法のレジメンは、mFOLFOX6（フルオロウラシル・レボホリナート・オキサリプラチン）の予定である。

ストーマ状況

ストーマの位置は左下腹部で、ストーマのサイズは30×31×10mm。座位になると、ストーマ近接部3時9時方向に浅い陥凹が発生した。スト─

マ装具（以下、装具）は、白内障と老眼で視力低下があったため、面板の開孔が指で調整可能な自在孔タイプの単品系平面装具を選択した。近接部の陥凹は、自在孔の巻き上げた皮膚保護剤の厚みで補正できていたため、3日ごとの交換で管理できた。退院後は便秘傾向となり、排便コントロール目的で下剤を内服することがあった。

❶定期的な皮膚の観察

抗がん薬の作用は、細胞分裂が盛んな皮膚にも影響を及ぼしやすいとされ、抗がん薬の種類や投与量、累積投与量などにもよるが、皮膚のターンオーバーに影響して乾燥や落屑、菲薄化、色素沈着などさまざまな皮膚の変化を起こす[1]。分子標的薬では痤瘡様皮疹などの皮膚症状を起こす種類があるが、顔面や背中に生じることが多く、ストーマ周囲皮膚への影響は不明である[2][3]。

このほか化学療法が始まると、一見皮膚とは関連のない食欲不振や嘔気などの有害事象によって水分・食事摂取量が減少し、抗がん薬の作用によって生じた皮膚の乾燥を助長することがある。皮膚が乾燥すると、皮膚がもつ外部刺激に対する防御機能が低下するため、細菌感染や湿疹を生じたり、物理的刺激による皮膚の損傷などの皮膚障害を起こしやすい。

したがって化学療法中は、何らかの皮膚の変化をきたしやすいと認識し、定期的に皮膚の観察を行って、皮膚障害に早めに対処できるようにする必要がある。

Eさんは、1か月に1回のペースでストーマケアのフォローを行っていた。化学療法開始後、約2か月目よりストーマ周囲皮膚の乾燥が目立つにようになった。ストーマ周囲の皮膚に保湿剤を塗布すると皮膚保護剤の密着が悪くなるため、保湿剤配合の洗浄剤を使用してストーマ周囲皮膚への保湿をはかるようにし、皮膚の乾燥は改善した。

❷装具剥離直後の皮膚の観察と皮膚反応の確認

装具（皮膚保護剤）を剥がす剥離刺激によって、一時的にストーマ周囲の皮膚に紅斑を生じることがある。

剥離刺激により生じた紅斑は、皮膚を擦るなどの新たな物理的刺激を加えれば徐々に消失するため問題のないように見えるが、皮膚にとっては剥離刺激が強すぎることを意味している。皮膚保護剤を剥がす際には少なからず角質の損傷を起こしているため[4]、剥離力が大きければ剥離される角質の範囲も広いことになる。

剥離刺激による紅斑をみとめた場合は、愛護的に皮膚から装具（皮膚保護剤）を剥がせるようにケアの見直しが必要である。具体的には、非アルコール性剥離剤を使用して、やさしくゆっくり時間をかけて剥がすようにするなどの剥がし方の見直しや、粘着力の強い時期の交換にならないような装具交換間隔の変更や粘着力の弱い皮膚保護剤への種類変更などを検討

皮膚障害の原因
①抗がん薬の作用が皮膚のターンオーバーに影響し、乾燥、落屑、菲薄化、色素沈着などが起こる
②食欲不振や嘔気などによって水分・食事摂取量が減少し、皮膚の乾燥を助長する
③皮膚が乾燥することで外部刺激に対する防御機能が低下するため、細菌感染や湿疹、物理的刺激による皮膚の損傷などが生じる

Point

ストーマ周囲の皮膚に保湿剤を塗布すると皮膚保護剤の密着が悪くなるため、保湿剤配合の洗浄剤を使用して保湿する

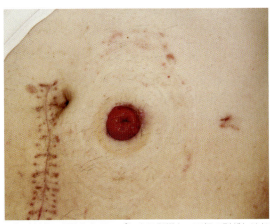

面板貼付外に補強したテープによる影響と、面板の剥がしはじめの刺激が強かったためと考えられた

図1 ▶ ストーマ周囲に生じた皮膚障害

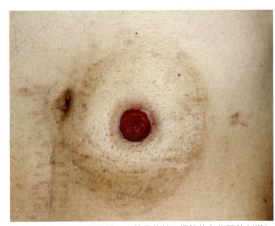

フルオロウラシルの影響と、装具装着の慢性的な物理的刺激によって生じたと考えられる

図2 ▶ 面板貼付部外周に生じた色素沈着

する[2]。

　Eさんの場合、頭側の面板外周部から面板貼付部にかけて部分的に紅斑をみとめた（**図1**）。紅斑の原因は、①体重増加によってストーマ周囲に生じた頭側からの皮膚のたるみで12時方向の面板外周部の追従が悪くなったこと、②本人の判断で使用していたテープによる影響、③面板の剥がしはじめにあたるこの部位は非アルコール性剥離剤を効果的に使用できていなかったため、と推察した。面板外周部の追従がよい形状の面板へ変更してテープを中止し、剥がしはじめの位置を装具交換のたびに少しずつずらすなどの工夫で紅斑は消失した。

　その後も、面板貼付部外周にフルオロウラシル（5-FU®）の影響と装具装着の慢性的な物理的刺激によって生じたと考えられる色素沈着をみとめたが（**図2**）、愛護的なケアを継続し、治療を要するような皮膚障害に発展せずに経過した。

❸レジメンの確認と有害事象対策の検討

　予定している化学療法のレジメンを確認し、ストーマケアに影響を及ぼす有害事象対策を検討することが大切である。

　治療のレジメンが決定したら、抗がん薬の種類、投与量、投与スケジュールなどから、有害事象の症状、その発生頻度や時期を確認し、ストーマケアにおいてストーマ周囲皮膚に影響を及ぼすものや、セルフケア能力を低下させる可能性ある有害事象を把握する。

　Eさんが予定しているmFOLFOX6の抗がん薬の種類は、フルオロウラシルとオキサリプラチン（エルプラット®）である。抗がん薬の投与期間は2日間で、1日目に抗がん薬の効果を高めるレボホリナートに続いてオキサリプラチン、ボーラス投与のフルオロウラシルを投与し、その後46時間かけ

剥離刺激の軽減対策
①非アルコール性剥離剤を使用して、やさしくゆっくり時間をかけて剥がす
②装具交換間隔を変更する（粘着力の強い時期の交換を避ける）
③粘着力の弱い皮膚保護剤への種類変更などを検討する

てフルオロウラシルの持続投与を行い、これを2週間ごとに繰り返すスケジュールである。

　セルフケア能力に影響する有害事象は、フルオロウラシルは下痢や手足症候群を、オキサリプラチンは末梢神経症状（知覚異常、知覚不全）などをきたしやすい。有害事象の発生時期は、手足症候群は、1回投与量あるいは累積投与量が多くなった場合やフルオロウラシルの持続点滴時に出現することが多いとされ[5]、末梢神経症状は投与直後から生じやすい。手足症候群や末梢神経症状では、足先や踵、足の裏の痛みやしびれなどからトイレまで歩くことが苦痛で、排泄処理のタイミングが遅れたり排泄処理ができない場合や、手指の乾燥と亀裂やしびれ、痛みなどから排泄処理の際にストーマ袋の閉鎖具を適切に取り扱えなくなることもある。

　このような有害事象によるセルフケア能力の低下は、適切な方法でスキンケアや装具装着を行うことも困難になり、排泄物の漏れや頻繁な装具交換によりスキントラブルを生じやすい。有害事象の対策として、手足症候群では、化学療法前から手足を含む全身への保湿剤の塗布を開始し、皮膚の乾燥や亀裂を予防する。末梢神経症状は、靴下や手袋を着用してしびれを助長する寒冷刺激を受けないように留意するほか、物理的刺激の緩和をはかる。症状が強くなったり、重篤化する場合は、ステロイド薬の外用や、抗がん薬の投与量の減量や休薬などの調整が重要である[5]。

　このほか、適切な方法で装具交換が行えるように、有害事象対策やセルフケア支援策として、以下のようにケアの調整や装具選択を行う。
①装具交換は有害事象が強くなりやすい時期は避け、抗がん薬投与前日もしくは当日の朝に設定し、その次の交換は、症状が軽減してくる時期に予定する。
②下痢を生じる場合は、皮膚保護剤の溶解や膨潤が進んで抗がん薬投与中に装具交換を行うことのないように、面板裏開孔周囲に各種皮膚保護剤を追加したり、中心部に硬さのある面板の形状で耐久性を高める。
③手足症候群や末梢神経障害の程度を把握し、本人が取り扱い可能な装具の機能（面板の開孔、二品系装具のフランジ、ストーマ閉鎖具などにおいての機能）をアセスメントし装具選択する。

　Eさんの場合、便の性状によっては面板の下に便が潜り込むことがあったため、化学療法開始時に、近接部をフランジの硬さで押さえるように密着させる目的で二品系装具に変更し、ストーマ近接部への便の付着を予防した。手指のしびれや知覚鈍麻は初回の化学療法後から生じていたため、指の触覚や力を必要としない種類を条件に、フランジの接合方式やストーマ袋の閉鎖具を選択した。

　末梢神経障害化や手足症候群の症状は、有害事象共通用語基準v4.0日本語訳JGOG版においてGrade1程度であった（**表1**）。化学療法中は常に泥状便となったが、4〜5日ごとの装具交換で管理でき、排泄処理も適切に行うことができた。

有害事象対策
①手足症候群：化学療法前から手足を含む全身に保湿剤を塗布し、皮膚の乾燥や亀裂を予防する
②末梢神経症状：靴下や手袋を着用して寒冷刺激を受けないように留意し、物理的刺激の緩和をはかる

表1 ▶ CTCAEによる分類

	Grade 1	Grade 2	Grade 3	Grade 4	Grade 5
手掌・足底発赤/知覚不全症候群	疼痛を伴わないわずかな皮膚の変化または皮膚炎（例：紅斑、浮腫、角質増殖症）	疼痛を伴う皮膚の変化（例：角層剥離、水疱、出血、浮腫、角質増殖症）；身のまわり以外の日常生活動作の制限	疼痛を伴う高度の皮膚の変化（例：角層剥離、水疱、出血、浮腫、角質増殖症）；身のまわりの日常生活動作の制限	—	—

文献6）より引用

❹有害事象対策の説明

ストーマケアに影響を及ぼす有害事象とその対策を説明することが大切である。

化学療法の有害事象は、導入時に他の医療者（医師や薬剤師、がん化学療法看護認定看護師など）から説明されているが、ストーマケアに携わる看護師の立場から、もう一度起こりうる有害事象がどのようにストーマケアに影響するかを説明し、その対策方法を指導しておくとよい。

Eさんの場合、化学療法開始前より有害事象と予測されるストーマケアについての影響、およびその対策を説明していた。有害事象が生じた時期に不安の有無を確認すると、「事前に説明を受けていた症状なので心配していません」と話され、安心感を示された。化学療法を受けている半年間は、有害事象をコントロールしながら化学療法と仕事のどちらとも継続することができた。

化学療法開始前より、有害事象と予測されるストーマケアについての影響、およびその対策を説明する

化学療法中のストーマケアにおける看護師の役割

がん化学療法中のストーマ周囲皮膚に生じるスキントラブルは、抗がん薬の直接的な作用が原因で予防困難な場合もあるが、有害事象のマネジメントやセルフケア支援によって予防可能なこともある。有害事象が及ぼすストーマケアへの影響を最小限に抑え、治療中も安定したストーマ管理が行えるか否かは、ストーマ保有者にとって今後の化学療法を継続できるか否かの重要な判断要素の1つになる。

松浦はストーマリハビリテーション講習会リーダーシップコースの講義で、「がん化学療法を受けるストーマ保有者は、がんの進行や病状、有害事象などさまざまな不安をかかえていることが多い。そのなかで、ストーマケアに対する不安を取り除き、治療に専念できるように支援することがストーマケアに携わる私たち看護師の役目である」と述べており、それを念頭に入れたかかわりが必要と考える。

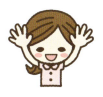

引用・参考文献

1）松原康美：がん化学療法中のスキントラブルとケア．スキントラブルの予防とケア——ハイリスクケースへのアプローチ（松原康美編），p.101〜114，ナーシング・プロフェッション・シリーズ，医歯薬出版，2008．
2）祖父江正代：化学療法がストーマ周囲スキンケアとセルフケアに及ぼす影響には何がある？．がん終末期患者のストーマケアQ&A（祖父江正代，松浦信子編），p.91〜94，日本看護協会出版会，2012．
3）青木和恵ほか：がんサーバイバーの諸問題（長期）ストーマ保有者——危機的時期の問題と対応．癌と化学療法，41(1)：11〜14，2014．
4）沼田悟ほか：皮膚保護剤の交換周期が剥離力に及ぼす影響．STOMA，4(4)：151〜154，1990．
5）大東淳子ほか：5-フルオロウラシルによる手足症候群の1例．臨床皮膚科，63(6)：363〜366，2009．
6）有害事象共通用語規準 v4.0 日本語訳 JCOG版．2015．
http://www.jcog.jp/doctor/tool/CTCAEv4J_20150310.pdfより2015年4月20日閲覧

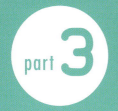

part 3
がん放射線治療を受ける患者の皮膚障害ケア

- ●放射線皮膚炎の予防とケア
- ●ストーマ周囲の皮膚障害の予防とケア

part 3 がん放射線治療を受ける患者の皮膚障害ケア

祖父江 正代　楓 淳

放射線皮膚炎の予防とケア

放射線皮膚炎の発生機序と分類

　放射線治療の作用機序は、DNAの損傷によるがん細胞の増殖能の喪失である。外部照射法では、必ず皮膚を通過させて放射線を局所に当てるため、がん細胞だけでなく、細胞分裂や再生能力がさかんな皮膚にも影響を及ぼす。とくに角質層の減少や消失、皮脂腺、汗腺がその影響を受け、皮膚の水分保持機能が低下するため、皮膚の乾燥をきたす。

　放射線皮膚炎には、放射線照射によって直接的に生じる放射線皮膚炎と、皮膚の炎症部位に摩擦やずれ刺激が加わって生じる二次的な皮膚炎（テープかぶれや掻き傷などのスキンテア）がある。さらに放射線治療中〜終了後に起こる急性皮膚炎と、治療を開始して3か月〜数年にわたって出現する晩期皮膚炎に大別される（**表1**）。

表1 ▶ 放射線皮膚炎の分類

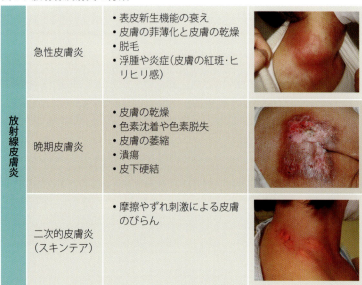

放射線皮膚炎	急性皮膚炎	・表皮新生機能の衰え ・皮膚の菲薄化と皮膚の乾燥 ・脱毛 ・浮腫や炎症（皮膚の紅斑・ヒリヒリ感）
	晩期皮膚炎	・皮膚の乾燥 ・色素沈着や色素脱失 ・皮膚の萎縮 ・潰瘍 ・皮下硬結
	二次的皮膚炎（スキンテア）	・摩擦やずれ刺激による皮膚のびらん

放射線皮膚炎に対するケアは、わが国ではまだ十分に確立していないが、国外では、1990年代から皮膚の保湿を行い、コンディションを整えるといった予防的ケアが検討されており[1)～4)]、筆者らもそれらのケアを参考に皮膚炎の予防に努めており、一定の効果を得ている。

事例① 放射線皮膚炎の予防
化学療法・放射線療法同時併用療法を受ける舌がん患者さん

患者：Aさん、50代、女性。舌がん

経過

　口腔悪性腫瘍切除術を受けたが、その半年後に右顎下リンパ節転移をきたした。今回、化学療法・放射線療法同時併用療法のために入院となった。手術の影響で、上肢～前腕部にジーンとする重たい痛みがあり、箸の使用が困難な状態であった。この期間中に使用された抗がん薬はシスプラチン（ランダ®）で、3クール受けた。放射線治療は固定具を用いて二門照射で1回2Gy、総線量60Gyであった。

放射線治療支援体制システム

　口腔内がんに対する放射線治療が決定すると、診療放射線技師、放射線科医師、口腔外科医師、病棟看護師、皮膚・排泄ケア認定看護師、薬剤師、緩和ケアチーム、NSTが協働して、放射線皮膚炎の予防や口内炎の痛みの緩和、栄養管理などに取り組むようシステム化されている。Aさんに対しても、このシステムに則ってケアが提供された。

❶放射線皮膚炎の発症リスク

　放射線治療の目的や種類、照射部位、照射野、照射期間や照射線量、皮膚炎に影響する因子の有無などをもとに評価する。化学療法を併用する場合や、会陰部や乳房、腋窩、頸部など2つの皮膚面が重なる可動性の高い部位、皮膚が薄くて柔らかい部位、創傷治癒後で新しく再生したばかりの皮膚に照射する場合、乳房などの接線照射や一門照射を行う場合などは放射線皮膚炎の発症リスクが高くなる。また、線量が多いほど症状が強くなる。

　Aさんの場合は化学療法を同時併用すること、顔面～頸部といった可動性のある柔らかい凹凸のある皮膚であること、術後半年経過しているが、術創の部位であること、総線量が60Gyであることから、放射線皮膚炎の発症リスクが高いと考えられた。

　有害事象共通用語規準（CTCAE）v4.0日本語訳JCOG/JSCO版[5)]の「放射線に伴う皮膚炎の評価」（**表2**）の、Grade 2以上の放射線皮膚炎に至らないよう予防的スキンケアを開始した。

放射線皮膚炎の原因
① 放射線照射によって直接的に生じる皮膚炎
② 二次的な皮膚炎（テープかぶれや掻き傷などのスキンテア）

放射線皮膚炎の発症時期
① 急性皮膚炎：放射線治療中～終了後に起こる
② 晩期皮膚炎：治療を開始して3か月～数年にわたって出現する

放射線皮膚炎のハイリスク
① 化学療法を併用する場合
② 2つの皮膚面が重なる可動性の高い部位（会陰部や乳房、腋窩、頸部など）
③ 皮膚が薄くて柔らかい部位
④ 新しく再生したばかりの皮膚に照射する場合（創傷治癒後）
⑤ 乳房などの接線照射や一門照射を行う場合

 CTCAE
Common Terminology Criteria for Adverse Events
有害事象共通用語規準

表2 ▶ NCI-CTCAE評価（放射線に伴う皮膚炎）

	Grade 1	Grade 2	Grade 3	Grade 4
皮膚の状態	・わずかな紅斑または乾性落屑	・中等度から高度の紅斑；まだらな湿性落屑 ・ただしほとんどが皺や襞に限局している ・中等度の浮腫	・皺や襞以外の部位の湿性落屑；軽度の外傷や擦過により出血する	・生命をおびやかす ・皮膚全層の壊死や潰瘍；病変部より自然に出血する；皮膚移植を要する

文献5）より引用

❷予防的スキンケア

先に述べたように、放射線治療を行うと、皮膚の基底細胞や皮脂腺、汗腺などがその影響を受けて皮膚の乾燥や炎症を起こす。そして、摩擦やずれの刺激によって皮膚の損傷を受けやすくなったり、バリア機能の低下によって刺激物が侵入して炎症を起こしやすくなったりするため、皮膚の乾燥を少しでも防ぐためのケアが必要となる。これが放射線皮膚炎だけでなく、スキンテアの予防にもつながる。

放射線治療が決定した時点で、放射線治療による皮膚炎発生の危険性、予防的スキンケアの必要性を病棟看護師および皮膚・排泄ケア認定看護師よりAさんに説明した。

①スキンケア用品の準備

皮膚の乾燥を防ぐためには、皮膚のpHに近い弱酸性の洗浄剤が望ましい（図1）。脱脂力が高いベビー石けんや薬用石けん、固形石けんなどはアルカリ刺激が強いため、これらの洗浄剤の使用は好ましくない。また、ローションや保湿クリームは伸びがよく柔らかいものを選択する（図2）。ワセリンなどの伸びが悪く、硬い製剤（軟膏）のものを使用すると、塗布する際に皮膚を擦ってしまう危険性がある。また、ヒアルロン酸入りなどのローションやクリームは保湿力が高くてよいと思われがちだが、分子量が高くなり、散乱線を生じて皮膚炎の発症リスクを高めてしまう危険性があるので、好ましくない。

Aさんには、スキンケア用品として弱酸性皮膚洗浄剤（セキューラ®CL）、保湿ローション（セキューラ®ML）を用意してもらった。

②皮膚の洗浄

洗浄剤使用時には、洗浄剤をよく泡立て、泡を手で皮膚に塗るように、泡を転がすようにして皮膚を洗うようにする。タオルやスポンジ、ボディブラシなどを使用して皮膚を擦ると、角質が損傷を受け、角質水分量や皮

放射線皮膚炎とスキンテアを予防するため、皮膚の乾燥を少しでも防ぐためのケアが重要である

スキンケア用品選択のポイント
①皮膚洗浄剤：皮膚のpHに近い弱酸性のものを選ぶ
②保湿ローション：伸びがよく柔らかいものを選ぶ

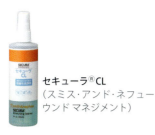
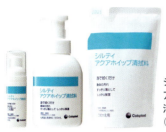

図1 ▶ 予防的スキンケア用品（洗浄剤）

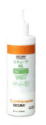
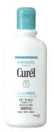

図2 ▶ 予防的スキンケア用品（保湿剤）

脂量を喪失するので、それらを使用しないようにする。

また、界面活性剤が皮膚に残留すると角質水分量や皮脂量が低下し、皮膚の乾燥を進行させるので、洗浄剤は温湯で十分に洗い流す必要がある。

Aさんの場合は、セキューラ®CLを使用したため、皮膚に直接スプレーし、しばらくしたらシャワーで洗い流すようにした。また、放射線照射野のマーキングが消えないように注意してもらった。温湯はぬるめにし、熱い湯の使用を避けるとともに、シャワーの圧力を強くせず、流れ落ちる程度の圧力で洗い流すようにした。皮膚洗浄後の水分をきめの細かいタオルで軽く押さえるように拭き取り、皮膚を擦らないようにした。

③**皮膚の保湿**

入浴やシャワー時に皮膚は多くの水分を吸収するので、その水分を蒸散させないよう、保湿剤を塗布するようにした。この際にも擦らず、まずは手のひらに保湿剤をひろげ、軽く保湿剤を皮膚に置いていくようにし、擦り込まないように塗布してもらった。

照射後に保湿剤を塗布するようにすると、その間に皮膚に吸収され、次の放射線照射前に落とす必要がなくなるので、放射線照射後に保湿を行うようにした。

④**機械的刺激、化学的刺激などの回避**

放射線皮膚炎、スキンテアを予防するために、スキンケアだけでなく、日常生活上の機械的刺激、化学的刺激を予防することも大切である（**表3**）。無意識に掻いてしまうことも想定して爪を短く切っておくようにした。

皮膚洗浄のポイント
①洗浄剤をよく泡立て、泡を手で皮膚に塗り、転がすようにして洗う（タオルやスポンジ、ボディブラシなどは使用しない）
②洗浄剤はぬるめの温湯で十分に洗い流す（流れ落ちる程度の圧力で）
③きめの細かいタオルで軽く押さえるように水分を拭き取る（皮膚を擦らない）

保湿剤塗布のポイント
①保湿剤を軽く皮膚に置いていき、擦り込まないように塗布する
②放射線照射後に塗布する（次の放射線照射前に落とす必要がなくなる）

表3 ▶ Aさんに紹介した日常生活での注意事項

①照射部位を締めつけるような衣類や、着脱時に皮膚に摩擦刺激が加わるような衣類は避ける（前にボタンがある襟のない上着がよい）
②化粧品のなかには金属類を含んでいるものもあるため、医師に確認してから使用する。これらを塗布する場合にも、擦らないよう注意する

放射線皮膚炎の予防と発生後ケア

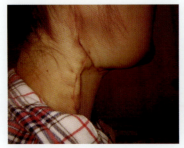
放射線治療開始前の皮膚

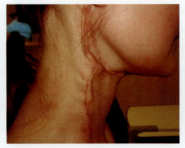
放射線治療中の皮膚（30Gy）Grade1。徐々に照射部位に紅斑が出現

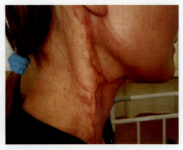
放射線治療終了時の皮膚（60Gy）Grade1。紅斑に加え、皮膚の乾燥をみとめる

図3 ▶ Aさんの経過

❸その他のケア

　口腔内がんの放射線照射の場合、口腔内の粘膜障害や味覚障害が発症する。痛みや不快感により食事摂取が困難となったり、眠れなくなったりして日常生活にも影響を及ぼす。

　Aさんの場合は、NSTにより経口栄養補助食品としてメイバランス®ArgMiniを追加してアルギニンの補給と1日1,400kcal摂取できるよう栄養管理を行った。また、緩和ケアチームとの協働により、照射開始時はアセトアミノフェン（カロナール®）により除痛をはかり、口腔粘膜障害発症後は食事前後にキシロカイン®、マズレニン®による含嗽と、トラマドール塩酸塩/アセトアミノフェン（トラムセット®）、プレガバリン（リリカ®）を定期的に内服するようにして疼痛管理を行った。

口腔内がんの放射線照射の場合、栄養管理と疼痛管理も重要である

❹その後の経過

　これらのケアの結果、30Gy照射ころよりGrade1の皮膚炎をみとめたが、スキンケア時にリンデロンVG®ローションも併用し、60Gy照射した放射線治療終了後もGrade1にとどめることができた（図3）。

事例2　放射線皮膚炎発生後のケア

乳がんのリンパ節転移部位に放射線照射後、テープの剥離刺激によって二次的な皮膚炎（スキンテア）が発生した乳がん患者さん

患者：Bさん、50代、女性。乳がん（頸部リンパ節転移）
経過
　頸部の痛みの緩和目的で、外来通院しながら放射線療法を受けた。右頸部に50Gy照射後、Grade1の放射線皮膚炎が発症した。かゆみがあり、皮膚を掻いてしまい、皮膚の損傷を受けたため、びらん部に絆創膏を貼り、

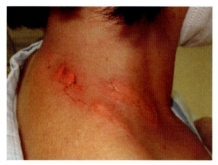

図4 ▶ Bさんに発生した二次的皮膚炎

それを剥がしたところ二次的皮膚炎(スキンテア)が発生した(**図4**)。

❶皮膚炎の程度の評価

　皮膚障害の発生部位、炎症兆候の有無(発赤、腫脹、痛み、熱感)、滲出液量や性状、創の深さ、肉芽組織量、壊死組織量や性状など皮膚炎の状態を観察する。また、皮膚の観察は前面の照射野だけでなく、照射野背面も確認が必要である。

　Bさんの場合、CTCAEv4.0日本語訳JCOG/JSCO版の「Grade 2」と評価した。

❷創傷管理

　治療的スキンケアの目標は治療中と治療後で異なる。治療中は治癒を目標にせず、皮膚炎が悪化しない、放射線治療を完遂できることを目標にし、治癒を目指した創傷管理は放射線治療が終了してから実施する。

①放射線治療中

　Grade 1の皮膚炎では、保湿剤と併用してステロイド外用薬を使用し、炎症を抑えるようにする。Grade 2以上の皮膚炎では、創の湿潤環境を維持することを目的に外用薬を使用する。この場合に、外用薬を厚く塗布すると皮膚表面の照射線量が多くなり、皮膚炎の発生リスクが高くなるので非固着性ガーゼ(メロリン®など)などに薄く塗布して貼付するようにする。金属類を含む酸化亜鉛(亜鉛華軟膏)やスルファジアジン銀(ゲーベンクリーム®)などの外用薬やドレッシング材の使用は散乱線を生じる危険性があり、皮膚炎を悪化させることがあるため、放射線治療中は使用しない。

　Bさんの場合も放射線治療終了まではステロイド外用薬(リンデロンVG®クリーム)によって炎症を鎮め、創傷管理は治療終了後に行うこととした。

②放射線治療終了後

　放射線治療終了後は、褥瘡や他の創傷と同様に創の深さや滲出液の量などをもとに、外用薬あるいはドレッシング材を選択する。ドレッシング材は照射外の部分で固定できるサイズのものを選択する。放射線照射後の皮膚は脆弱なため、ドレッシング材や医療用粘着テープによる剥離刺激で、二次的皮膚炎が発生しないよう注意する必要がある。そのため、使用

創傷管理のポイント
①放射線治療中：皮膚炎を悪化させず、放射線治療を完遂できることを目標にする
- Grade 1の皮膚炎：保湿剤とステロイド外用薬により炎症を抑える
- Grade 2以上の皮膚炎：創の湿潤環境を維持することを目的に外用薬を使用する

②放射線治療終了後：皮膚炎の治癒を目標にする
- 創の深さや滲出液の量などをもとに、外用薬あるいはドレッシング材を選択する
- 剥離刺激の少ないシリコン系粘着剤が使用されているドレッシング材を使用する

放射線皮膚炎の予防と発生後ケア

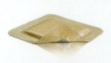
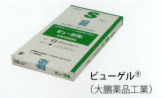
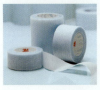
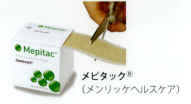

メロリン®
(スミス・アンド・ネフュー ウンドマネジメント)

バイアテン®シリコーン
(コロプラスト)

メピレックス®ボーダー
(メンリッケヘルスケア)

ビューゲル®
(大鵬薬品工業)

ハイドロサイト®ADジェントル
(スミス・アンド・ネフュー ウンドマネジメント)

3M™やさしくはがせるシリコーンテープ
(スリーエム ジャパン)

メピタック®
(メンリッケヘルスケア)

図5 ▶ 放射線治療終了後に使用するシリコン系粘着剤のドレッシング材

　ドレッシング材や医療用粘着テープはシリコン系粘着剤が使用されているものが望ましい(**図5**)。

　急性放射線皮膚炎は治療終了後、しだいに症状は軽減し、多くは1か月前後で治癒する。

　Bさんの場合、シリコン系粘着剤のドレッシング材(ハイドロサイト®ADジェントル)を使用して7日後に治癒した。

放射線皮膚炎予防の大切さ

　国外では、放射線皮膚炎の予防という視点でのスキンケア方法も検討されているが、わが国ではまだまだ放射線皮膚炎の予防ケアの検討は進んでいない現状がある。放射線皮膚炎の発症により放射線治療が完遂できなかったり、痛みやかゆみによる苦痛につながったり、今後の治療に対する不安につながったりするため、少しでも皮膚炎が最小限にとどめられるようなケアの提供が必要と考える。

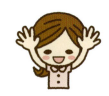

引用・参考文献

1) Campbell IR, Illingworth MH : Can patients wash during radiotherapy to the breast or chest wall? A randomized controlled trial. Clin Oncol (R Coll Radiol), 4(2) : 78-82, 1992.
2) Momm F, et al : Moist skin care can diminish acute radiation-induced skin toxicity. Strahlenther Onkol, 179(10) : 708-712, 2003.
3) Nystedt KE, et al : The standardization of radiation skin care in British Columbia : a collaborative approach. Oncol Nurs Forum, 32(6) : 1199-1205, 2005.
4) Zu G, et al : Role and mechanism of radiological protection cream in treating radiation dermatitis in rats. J Tradit Chin Med, 34(3) : 329-337, 2014.
5) 日本臨床腫瘍研究グループ：CTCAEv4.0日本語版.
http://www.jcog.jp/doctor/tool/ CTCAEv4J _20140920.pdfより2015年1月30日閲覧

part 3 がん放射線治療を受ける患者の皮膚障害ケア

山田 陽子　松岡 さなえ

ストーマ周囲の皮膚障害の予防とケア

ストーマ保有者の放射線皮膚炎の発生リスク

　外照射によるがん放射線治療では、放射線を身体の外から内側に向かってあてるため、体表にある皮膚は、放射線によるダメージを多少なりとも必ず受ける。皮膚炎にまで至るような皮膚への影響は、放射線の治療方法によって異なるが、患者自身の身体的環境にも関連する。その関連因子の1つであるストーマ周囲の皮膚は、ストーマ管理には欠かせないストーマ装具装着という環境が、放射線による皮膚障害を生じるリスクを高めてしまうことがある。

事例　骨盤部の放射線治療を受ける
S状結腸単孔式ストーマ造設患者さん

患者：Cさん、60代、女性。直腸がん術後局所再発（他院で低位前方切除術、補助化学療法施行後）

術式：ハルトマン手術（S状結腸単孔式ストーマ造設術）、左側方リンパ節郭清

経過

　術式はマイルズ術を予定し手術を進めていたが、直腸がんの再発腫瘤は仙骨前面や内陰部動脈に浸潤していたため、同部の浸潤部を残す形で腫瘍を切除し、上記術式に変更になった。術後遺残病変に対し、根治目的で放射線治療と、放射線増感目的に照射日のみテガフール・ギメラシル・オテラシルカリウム（ティーエスワン®）の併用を予定している。

放射線治療計画

- 照射部位：骨盤部、照射方法：外照射
- 放射線発生装置：リニアック、線種：10MVX線
- 予定総線量：74Gy
- 照射方法：最初に3D-CRT（三次元放射線治療）で全骨盤への前後左右4

門照射2Gy×22回＝44Gyを行い、以降は強度変調放射線治療（IMRT）で、術後残遺病変に対して2.5Gy×12回＝30Gyを予定

ストーマ状況

ストーマの位置は左下腹部で、ストーマのサイズは32×33×10mm。座位になるとストーマに連結する浅い皺が3時方向に発生し、かつストーマ近接部の3時から9時までが陥凹する。よってストーマ装具（以下、装具）はリング状皮膚保護剤内蔵面板の単品系平面装具（ノバ1 フォールドアップX3）を選択し、3日ごとの交換で管理していた。便の性状が泥状になると、面板の下に便が潜り込み、ストーマ近接部に便が付着することがあった。

❶放射線治療前のアセスメント

治療方針が決定した時点で、放射線治療医や放射線治療専門放射線技師、がん放射線療法看護認定看護師などと連携し、以下のようにして放射線皮膚炎のリスクをアセスメントする。

①照射野にストーマ周囲皮膚が含まれるか否かの確認

ストーマ保有者が骨盤部の放射線治療を受ける場合は、照射野にストーマ周囲皮膚（ストーマ袋を含む装具全体が皮膚に接触する範囲）が含まれることがある。自然排便・排尿法で管理することが主流となった現在では、ストーマ周囲皮膚には必ず装具が装着されているが、照射野に排泄物で膨らんだ装具のような厚みのあるものが入ると、ボーラスの役目を果たし、装具装着部における皮膚表面の吸収線量が増加して放射線皮膚炎を生じるリスクが高くなる[1]。

したがって、照射野にストーマ周囲皮膚や装具が含まれるか否かの確認は、皮膚炎のリスクを把握するうえで重要である。過剰な皮膚線量の増加を抑えるためには、基本的に厚みのあるものを照射野に置かない、つまりストーマ保有者では装具を剥がして照射することが原則である。照射野とストーマとの位置関係は、放射線治療計画においてDRR画像もしくは光照射野で容易に確認することができる（図1）。

IMRT
intensity-modulated radiation therapy
強度変調放射線治療

注意点
照射野に排泄物で膨らんだ装具が入ると、皮膚表面の吸収線量が増加して放射線皮膚炎を生じるリスクが高くなる

DRR
digitally reconstructed radiograph
CT再構成シミュレーション画像

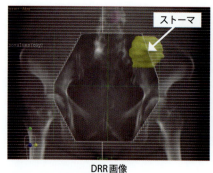
DRR画像

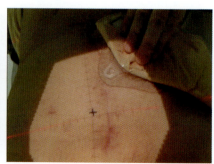
光照射

図1 ▶ 照射野の確認方法

Cさんの場合、面板貼付部位にあたるストーマ周囲皮膚全体の約1/4とストーマ袋の約半分が照射野に含まれていた。

②線量分布図で皮膚の予定総線量と照射方法の確認

照射野にストーマ周囲皮膚が含まれる場合は、装具を装着した状態で線量分布図からストーマ周囲皮膚に照射される予定総線量を確認する（**図2**）。治療計画装置（RTPS）では、照射野の皮膚をピンポイントに分けておおよその予定総線量を確認できる。

皮膚の総線量が20～30Gy以上になると皮膚炎を生じやすくなる[2]ため、治療計画を立てる際に皮膚の予定総線量がこれを超える値になる場合は、照射方向や門数の変更などで線量を低減できないかを検討する。たとえば、放射線の入射方向の角度を装具にあたらないようにして照射したり、入射方向の門数を増やすなどの方法がある。

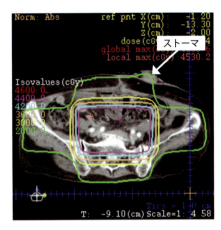

図2 ▶ 線量分布図

一般的に骨盤内腫瘍の照射は、Cさんのように4門照射など多門照射で照射することが多く、皮膚の吸収線量が著しく高くなることは少ない。その理由は、複数の方向から照射することで1方向当たりの皮膚の吸収線量を低減できるためである。さらに、がん細胞とその周囲組織の正常細胞の放射線による細胞減少と回復の差を利用して行われる分割照射[3]では、照射野の皮膚への影響も幾分軽減すると考えられる。このように、さまざまな照射方法の調整により、現在では標的となる腫瘍がストーマ近傍にあるケースを除いては、多くの場合、照射野にストーマ周囲皮膚が含まれていても装具を装着したまま治療することが可能になっている。

Cさんの場合、RTPSにおいて照射野における非装具装着部の皮膚表面の総線量は10Gy程度であるのに対し、ストーマ周囲皮膚では20Gyから25Gy程度であったため、ストーマ周囲皮膚の一部は放射線皮膚炎を生じる可能性があった。しかし、照射回数22回以降は照射野を縮小してのIMRTに変更になるため、照射野からストーマ周囲皮膚（装具装着部）がはずれた。放射線治療医の指示で、Cさんは装具を装着したままで治療を受けることになった。

❷ストーマ装具の工夫

①装具の物理的刺激を減らすよう粘着力の高くない皮膚保護剤付装具の選択と短期交換の回避

照射野の皮膚では、放射線感受性の高い基底細胞や皮脂腺が影響され、皮膚は薄くなり、水分を保持する機能が低下して乾燥する。さらに、皮脂腺からの皮脂の分泌低下が皮膚の乾燥を助長する。薄く乾燥した皮膚は、皮膚の防御機能が低下し、あらゆる外的刺激を受け、容易にトラブルを生じやすくなる[4]。

 RTPS
radiation treatment planning system
治療計画装置

 皮膚の総線量が20～30Gy以上になる場合は、照射方向や門数の変更などによる線量の低減を検討する

とくに、ストーマ周囲皮膚においては、装具を剥がすという同一部位に繰り返し生じる慢性的な物理的刺激によって、皮膚の損傷を起こしやすい。このように脆弱化した皮膚には、できるだけ物理的刺激を与えないようにケアし、皮膚の損傷を回避することが重要である。

装具の粘着部である皮膚保護剤は、粘着作用により装具を皮膚にしっかりと密着させて皮膚への排泄物の付着を予防する役割をもつ。しかし、装具交換によって密着した皮膚保護剤を皮膚から剥がすことは、少なからず角質の損傷を起こすことになる[5]。

角質の損傷程度は、皮膚のコンディションにもよるが、皮膚保護剤の粘着力の大きさに深く関連するため、皮膚から装具を剥がすという物理的刺激を少なくするには、粘着力の高すぎない皮膚保護剤を選択し、皮膚保護剤の粘着力が低下してくる時期に合わせて装具交換間隔を設定するとよい。

具体的には、ウロストミー用やイレオストミー用に用いられることの多いSIS含有の耐水性のよいとされる皮膚保護剤や、テープ付の皮膚保護剤はできるだけ用いず、ストーマ状況に見合った面板の形状の使用やさまざまな形状の皮膚保護剤でストーマ近接部を補強するなどの工夫をして、皮膚保護剤の粘着力の高さに頼らずに耐久性を維持できるような装具選択をすることが重要である。耐水性のよい皮膚保護剤は、粘着力が高いため剥離力が大きくなり、交換周期を長くしても剥離力は小さくならない[6]ことから、やむをえず使用する場合は注意が必要である。

Cさんの場合、皮膚保護剤はCPFB系のものを使用していたが、便の性状によっては面板の裏に便が潜り込むなどストーマ近接部においては、不安定な耐久性であった。今後は有害事象による下痢が生じてさらに皮膚保護剤の耐久性が低下すると予測し、放射線治療中は同じ皮膚保護剤で平板装具から凸型装具に変更して、面板の形状変更により耐久性を高めることにした。その結果、治療中は便の性状に関係なく安定して5日ごとの交換でストーマ管理できた。

②照射野に入る装具の厚みと装具の面積を可及的に減少

装具を装着したまま放射線治療を行うことが可能であるとはいえ、照射野内に入る装具の厚みや範囲はできるだけ少ないほうがよい。

まず、装具の厚みを減らすために、治療開始前に、ストーマ袋に貯まった排泄物を処理しておく。次に、照射野に入る装具の面積を最小限にするために、ストーマ袋は照射野からはずれる方向に折り返すか、二品系装具を使用している場合は、治療中のみ袋の向きを変更して装着するなどして、ストーマ袋も含めて照射野に入る範囲を少なくする（図3）。

Cさんの場合、単品系装具を使用していたため、向かって右斜め上方向に折り返すことで袋の大部分を照射野からはずすことができた。

このほか、もしも装具装着部位全体が照射野に入る場合は、装具を折りたたむと照射野に入る面積は減少できるが、逆に装具の厚みが増して吸収線量が増加することもあるため、注意が必要である。

耐久性を維持できる装具選択
①ストーマ状況に見合った面板の形状を使用する
②さまざまな形状の皮膚保護剤でストーマ近接部を補強する

ストーマ装具のポイント
①治療開始前に、ストーマ袋に貯まった排泄物を処理しておく
②ストーマ袋は照射野からはずれる方向に折り返すか、向きを変更して照射野に入る装具の面積を最小限にする

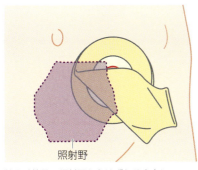
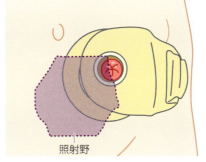

単品系装具：照射野からはずれる方向に袋を折り返す

二品系装具：照射野からはずれる方向に袋の向きを変える

図3 ▶ 照射野に入る装具の面積を最小限にする工夫

❸ストーマ周囲の愛護的なスキンケア

①非アルコール性剥離剤を用いた皮膚保護剤の剥離

　皮膚保護剤を脆弱な皮膚から愛護的に剥がすためには、刺激の少ない非アルコール性剥離剤の使用が必須である。剥離剤の種類は、皮膚を擦らずに剥がせる液体タイプ、もしくはスプレータイプを推奨する。

②保湿剤配合の洗浄剤によるストーマ周囲皮膚の洗浄

　ストーマ保有者の骨盤内への放射線治療は、再発がんや切除不能進行がんに対して行われることが多く、それまで施行された化学療法の有害事象、あるいは病状により水分・食事摂取量の低下などで、放射線治療開始前から皮膚が乾燥していることも少なくない。さらに治療が進むと先述のように、照射野の皮膚は基底細胞の機能低下からしだいに薄く乾燥してくるため、皮膚のバリア機能低下からさまざまな刺激を受けやすく皮膚障害を起こしやすい。

　放射線皮膚炎の予防として照射野の皮膚へ保湿がよいとされているが、ストーマ周囲の皮膚に油分を含む保湿剤を塗布すると皮膚保護剤の密着が悪くなる[7]。したがって、筆者はストーマ周囲皮膚の保湿ケアとして保湿剤配合の洗浄剤の使用を勧めている。保湿剤配合の洗浄剤は、洗い流し不要タイプのものが多いが、汚れの拭き取りが"皮膚を擦る"物理的刺激となる可能性があるため、洗い流すように指導している。

③ストーマ周囲皮膚の綿密な観察

　ストーマ周囲皮膚の観察は、装具を剥がしたときのみに限定されるため、ふだんから装具交換時の皮膚の観察を習慣づけるよう患者に指導する必要がある。さらに私たち医療者も、照射野の皮膚の異常やストーマ管理のトラブルを早期発見・対処できるよう、治療中は頻繁にフォローアップすることが重要である。

> **注意点**
> ストーマ周囲の皮膚に油分を含む保湿剤を塗布すると、皮膚保護剤の密着が悪くなる

放射線治療中の患者支援体制

　放射線治療中は、そのほかの有害事象によっても皮膚障害を起こす可能性がある。たとえば、皮膚の防御機能低下による感染、下痢によるストーマ周囲皮膚への便付着で生じる皮膚障害、増感剤として用いる抗がん薬による皮膚炎などである。それぞれ皮膚障害の原因や対処方法が異なるため、放射線治療中は、放射線治療医、がん放射線療法看護認定看護師、皮膚科医、皮膚・排泄ケア認定看護師など多職種で協働してケアすることが重要である。

引用・参考文献

1）祖父江由紀子：治療に用いる放射線の種類と特徴．がん放射線療法ケアガイド，新訂版（久米恵江ほか編），p.24～32，中山書店，2013．
2）後藤志保：スキンケア．がん放射線療法ケアガイド，新訂版（久米恵江ほか編），p.103～110，中山書店，2013．
3）武田信子：放射線治療中のスキンケア．がん患者の創傷管理——症状緩和ケアの実践（松原康美ほか編），p.92～95，照林社，2007．
4）松原康美：がん放射線治療によるスキントラブルとケア．スキントラブルの予防とケア——ハイリスクケースへのアプローチ（松原康美編），p.115～130，医歯薬出版，2008．
5）根本秀美ほか：皮膚被膜剤併用による皮膚保護剤剥離時の皮膚バリア機能の検討．日本ストーマ・排泄会誌，30(3)：66～76，2014．
6）沼田悟ほか：皮膚保護剤の交換周期が剥離力に及ぼす影響．STOMA，4(4)：151～154，1990．
7）祖父江正代：放射線療法を受けている患者の場合はどのようにスキンケアすればよい？．がん終末期患者のストーマケアQ＆A（祖父江正代ほか編），p.95～97，日本看護協会出版会，2012．

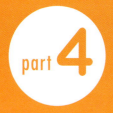

がん終末期患者の皮膚障害ケア

- スキンテアの予防とケア
- 褥瘡の予防とケア
- 便失禁による皮膚障害の予防とケア
- がん自壊創のアセスメントとケア
- 瘻孔のアセスメントとケア
- 浮腫とリンパ漏のアセスメントとケア

part 4 がん終末期患者の皮膚障害ケア

祖父江 正代

スキンテアの予防とケア

終末期患者のスキンテアの発症リスク

　スキンテアとは主に高齢者の四肢に発生する外傷性創傷であり、摩擦単独あるいは摩擦・ずれによって、表皮が真皮から分離（部分層創傷）、または表皮および真皮が下層構造から分離（全層創傷）して生じる創傷である[1]。

　終末期患者の場合は、病状の進行とともに、がん悪液質となったり、さまざまな症状が出現する（図1）[2]。そして、浮腫やがん悪液質、脱水、肝機能障害や腎機能障害によって皮膚の乾燥や脆弱化をみとめ、わずかな摩擦やずれの刺激でも皮膚の損傷を受けやすい状態になる。また、痛み、呼吸困難、全身倦怠感、せん妄などが緩和されていないと、身の置き所のないつらさや混乱に伴う落ち着きのなさなどにより体動が激しくなり、ベッド柵で上下肢を打撲したり、転倒するリスクが高くなり、摩擦やずれの刺激を受けやすいと考える。そのため、終末期患者の場合は、スキンテアの発生リスクが高い状態と考えられる。

> **終末期患者のスキンテアの発生リスク**
> ①皮膚が乾燥・脆弱化するため、わずかな摩擦やずれの刺激によって皮膚が損傷する
> ②さまざまな症状により体動が激しくなり、ベッド柵で上下肢を打撲したり、転倒したりする

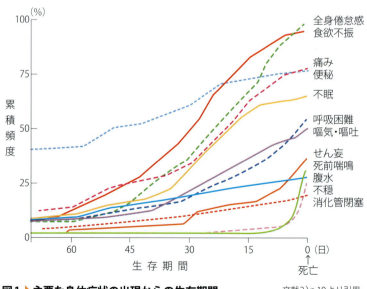

図1 ▶ 主要な身体症状の出現からの生存期間

文献2）p.19より引用

スキンテアの予防

終末期患者のスキンテアを予防するためには、皮膚の状態を整え、摩擦やずれの刺激を回避するスキンケアや環境整備を行うだけでなく、身の置き所のなさにつながる症状を緩和することがとても重要となる。ここでは、著明な浮腫をみとめた事例をもとに、スキンテアの予防ケアについて紹介する。

スキンテア予防のポイント
①皮膚の状態を整える
②摩擦やずれの刺激を回避するスキンケアや環境整備を行う
③身の置き所のなさにつながる症状を緩和する

事例① 呼吸困難、全身倦怠感、せん妄による落ち着かない行動、上肢と下肢に浮腫をみとめる肺がん患者さん

患者：Aさん、80代、男性。肺がん（肺内転移、リンパ節転移、胸膜播種転移）

経過

放射線療法を受けたが、半年後に肺内転移、胸膜播種転移をみとめたため、緩和医療中心となった。安静時および体動時呼吸困難が出現したため、緩和ケア病棟に緊急入院となった。

入院後、胸水が貯留しており、胸水穿刺、酸素療法、モルヒネ（MSコンチン®）の内服により症状は一時的に軽快した。腋窩リンパ節転移、低栄養などにより両上下肢の浮腫を著明にみとめた（**図2**）。

日中の大半をベッド上で過ごしていたが、支えがあれば短い距離の歩行は可能で、端坐位をとることも可能な状態であった。排泄は部分介助によりポータブルトイレで行い、食事は配膳・下膳をすれば自分で中等度摂取可能な状態であった。

入院後8日目ごろより、再度、安静時と体動時呼吸困難、全身倦怠感の増強により身の置き所がなく、せん妄も影響して起きたり、寝たりと体動が激しく落ち着きがない状態であった。嚥下障害がみられ、食事摂取時にむせるようになり、喀痰も多量になってきた。血中酸素飽和度は70％台であった。ベッド上生活となり、Palliative Prognostic Indexで予後3週未満と判断された。

検査データは、CRP 6.9mg/dL、Alb 1.5g/dL、WBC 20,300/μL、血小板 35,000/μL、Hb 7.4g/dL、Na 130mEq/L、Ca 8.2mg/dLであった。

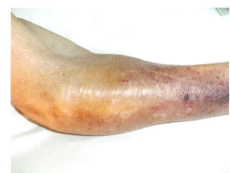
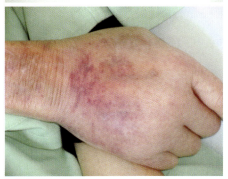

浮腫が著明である

図2 ▶ Aさんの皮膚の状況

Aさんは高齢で、日光曝露歴（畑仕事30年以上）があり、低栄養、せん妄、ドライスキン、紫斑、浮腫をみとめた。それに加えて、せん妄による落ち着きのなさ、ベッド柵にぶつかるなどの外力発生要因もみとめるため、スキンテアの発症リスクが高い状態であった。

❶皮膚の保湿と摩擦・ずれ刺激を回避するスキンケア

スキンケアの原則は、①皮膚の清潔、②刺激物の除去、③機械的刺激の緩和、④感染予防である。どのような人、部位でも、皮膚のpHに近い弱酸性洗浄剤を十分に泡立て、擦らないように皮膚を洗う、洗浄剤は十分に洗い流し、消化液、排泄物などの刺激となるものは被膜材や撥水クリームで皮膚を保護して接触を防ぐといった予防的スキンケアが大切である。

高齢になると、皮膚の水分保持能力や皮脂分泌機能が衰えて皮膚の弾力性の低下や皮膚の乾燥をきたす。また、終末期患者の場合、がん悪液質や化学療法、放射線療法などのがん治療、脱水、肝機能や腎機能障害などが影響して皮膚が乾燥しやすい状態にある。皮膚の乾燥をみとめる場合には、角質がめくれあがり、損傷を受けやすくなるので、保湿することが重要となる。とくに、浮腫をみとめる場合には、組織間液が増加し、皮膚が乾燥するだけでなく、菲薄となるため、非常に損傷を受けやすい状態にある。そのため、先に述べた予防的スキンケアをより注意をはらって実施する必要がある。

Aさんの場合、全身の皮膚の乾燥が著明で、とくに浮腫をみとめる上肢と下肢は皮膚の乾燥と著しい皮膚の落屑もみとめた。苦痛が増強しないよう予防的レスキューを使用して、Aさんの楽な時間帯に短時間で清拭やリフト入浴を行った。

> **予防的スキンケア**
> ①皮膚のpHに近い弱酸性洗浄剤を十分に泡立て、擦らないように皮膚を洗う
> ②洗浄剤は十分に洗い流し、被膜材や撥水クリームで皮膚を保護して刺激物との接触を防ぐ

point
浮腫がある場合は、とくに損傷を受けやすい状態にあるため、より注意をはらって予防的スキンケアを行う

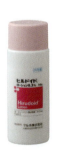
ヒルドイドローション
0.3％
（マルホ）

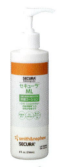
セキューラ®ML
（スミス・アンド・ネフュー ウンド マネジメント）

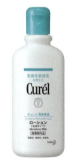
キュレル ローション
（花王）

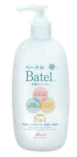
ベーテル保湿ローション
（越屋メディカルケア）

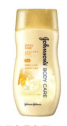
エクストラケア
高保湿 ローション
（ジョンソン・エンド・ジョンソン）

Aさんの場合は、家族が準備してくれたドライスキン高保湿ローションを使用した

図3 ▶保湿剤の例

清拭や入浴後の水分拭き取りの際は、擦らず、タオルで上下肢を包み込むようにして軽く押さえながら拭くようにした。皮膚の水分が蒸散しないよう、清拭や入浴直後に保湿剤を塗布するようにした。保湿剤は摩擦刺激を回避するために、柔らかく伸びのよいローションタイプの保湿剤を使用するようにした（**図3**）。

❷症状緩和

　Aさんの場合は、呼吸困難と全身倦怠感による身の置き所のなさや、せん妄による落ち着きのなさによる体動が転倒や打撲の危険性につながっていた。

①呼吸困難と全身倦怠感の緩和

　せん妄の背景にある呼吸困難と全身倦怠感の緩和も行った。

　呼吸困難に対しては、モルヒネ（モルヒネ塩酸塩®注射液）の持続皮下注射、ベタメタゾン（リンデロン®）を皮下注射し、症状緩和を行った。清拭などの体位変換を伴うケア時には、レスキューを使用し、症状の増強を予防した。また、口呼吸であったため、リザーバーマスクに変更し、酸素5Lに変更し様子をみた。頭側挙上し、スネーク型のクッションでポジショニングを行った。

　喀痰や胸水の増量、浮腫の増悪を予防するために、輸液は行っていなかった。

②せん妄の緩和

　せん妄は、がん患者の場合、高い頻度で出現する精神症状で、高齢入院患者の10〜40％、終末期患者の30〜90％程度にみとめられる[3]。認知症とは異なり、数時間や数日など急激に発症し、いつごろから症状が出現したということが明確で、幻覚や思考がまとまらないなど注意力が障害されるのが特徴である。そのため、急に「家に帰る」と言って起き上がろうとしたり、ごそごそと動いたりしてベッド柵に打撲することがある。このような過活動の状態を少しでも和らげることで、摩擦・ずれの刺激を回避することにつながる。

　せん妄は環境の変化のみで起こるわけではないので、その背景にある原因を検索し、可逆性であると判断されたら、まずは原因を取り除くことが大切である。ミトンや抑制帯の使用は、より興奮を高め、せん妄が悪化する危険性があるため使用せず、少しでも興奮を抑えるために、抗精神病薬を使用するのが一般的な治療である。

　Aさんの場合も昼か夜かがわからなくなったり、「仕事に行く」と話したりして、つじつまが合わない言動をみとめ、人に襲われるような不快な幻覚により看護師の手を払いのけたりして過活動型せん妄の状態であった。原因は感染（肺炎）や低酸素が直接原因で、呼吸困難や全身倦怠感などの不快な症状が誘発因子であると考えられた。両肺野ともに腫瘍が多発しており、胸水の貯留もみとめたため、広範囲に陰影をみとめ、酸素量を上げても低

酸素の改善は困難と考えられた。

抗菌薬の点滴が行われ、夜間と不穏時にはリスペリドン（リスパダール®）内服あるいはハロペリドール（セレネース®）により緩和をはかった。夜間、興奮が治らないときにはミダゾラム（ドルミカム®注射液）を使用して入眠をはかった。

❸ 環境整備

摩擦・ずれの刺激はスキンケア時の擦れだけでなく、ベッド柵やナースコール、酸素チューブ、テレビのリモコン、輸液ルート、オーバーテーブルなどベッド上や周囲にあるものすべてから受ける危険性があるので、ベッド周囲の環境を整えることがとても重要である。

Aさんの場合、呼吸困難や全身倦怠感、せん妄によって身の置き所がなくなり、右を向いたり、左を向いたり、座ったり、寝たりと落ち着かない状態であった。体動が激しくなると、ベッド柵で上肢に打撲を受け、皮下出血を起こすこともあったため、ベッド柵カバーを装着して打撲による損傷を防いだ（**図4**）。また、身体の周囲にチューブが重ならないようナースコールや酸素チューブはまとめて管理した。

その他、衣類や寝具のしわ、看護師の手の力、おむつ、医療用粘着テープなどによっても摩擦・ずれの刺激を受けやすい。Aさんの場合は上下肢に浮腫をみとめたため、衣類のしわがないように頻回に衣類を整えるようにした。また、せん妄によるルートの自己抜去や医療用粘着テープと輸液ルートによる摩擦・ずれ刺激を避けるために、上下肢での穿刺を避け、腹壁で皮下注射を行うようにした。ルート交換時には、手で腹部の皮膚を押さえながら、ずれの刺激が加わらないように医療用粘着テープを剥離した。

また、体位変換やケア時に患者に触れるときには、指や手ではなく腕で上肢や下肢全体を支えるようにして動かすようにした。

❹ その後の経過

これらのケアと治療により血中酸素飽和度に大きな変化はみられなかったが、徐々に呼吸困難は軽快し、険しい表情から穏やかな表情に変化した。つじつまが合わない言動は続いたが、身の置き所のないつらさは軽快し、落ち着きのない行動はみられなくなった。浮腫はみとめたものの、保湿により乾燥は軽減し、皮膚の損傷を受けることなく経過した。

ベッド周囲の環境を整え、スキンテアの防止に努める

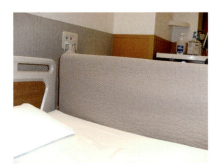

打撲による皮膚の損傷を予防する
図4 ▶ ベッド柵カバー

スキンテアの発生後ケア

スキンテアが発生した際には、先に述べた予防的スキンケアや摩擦・ずれ刺激の回避に加えて創の観察、創傷管理方法の検討が必要となる。スキンテアが発生した事例の創の観察ポイントと創傷管理方法に焦点を当てて紹介する。

事例2 せん妄によりベッド柵で打撲し右上肢に皮膚の損傷を受けた肺がん患者さん

患者：Bさん、70代、男性。肺がん（脳転移、骨転移）
経過

化学療法を受けていたが効果が得られなくなり、緩和医療中心となった。スキンテア発生時の症状は、胸痛、体動時呼吸困難、全身倦怠感、せん妄、食欲不振で、食事摂取は数口以下しか摂取できず、Palliative Prognostic Indexで予後3週未満と判断された。せん妄により、つじつまが合わない言動をみとめたり、夜間ごそごそと動いたり、幻覚により手で何かを払いのけようとする動作をみとめた。その際にベッド柵で打撲し、右上肢に皮膚の損傷を受けた（**図5**）。

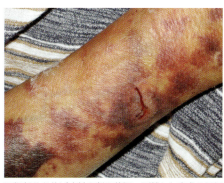

辺縁部分を伸ばす前の創の状況。剥離した皮膚の辺縁部が巻き込んでしまっている。辺縁部分を生食で湿らせてていねいに伸ばすと皮弁として元の位置に戻すことができた

図5 ▶ Bさんのスキンテア

❶皮膚の観察

スキンテアの状態は日本語版STARスキンテア分類をもとに、皮弁の可否、周囲皮膚の脆弱性や変色の有無などを評価する（**図6**）[1]。

Bさんの創は、1bの「創縁を（過度に伸展させることなく）正常な解剖学的位置に戻すことができ、皮膚または皮弁の色が蒼白、薄黒い、または黒ずんでいるスキンテア」で、虚血状態の可能性があると判断した。

❷創傷管理方法の検討

スキンテアの創傷管理方法は皮弁がもとに戻せるか否かによって処置方法が異なる。

皮弁がもとに戻せる場合は、皮膚接合用テープで固定し管理する（**図7**）。戻せない場合は、創の状態を評価して一般的な創傷管理を行うことになるが、皮膚が脆弱であることも念頭において、皮膚の剥離を予防できるドレッシング材や医療用粘着テープを使用して管理することが望ましい（**図8**）。また、ドレッシング材や医療用粘着テープを剥離する際には、二次的な皮

> **スキンテアの創傷管理方法**
> ①皮弁がもとに戻せる場合：皮膚接合用テープで固定し管理する
> ②皮弁がもとに戻せない場合：創の状態を評価して一般的な創傷管理を行い、皮膚の剥離を予防できるドレッシング材や医療用粘着テープで管理する

日本語版STARスキンテア分類システム

STARスキンテア分類システムガイドライン
1. プロトコルに従い、出血のコントロールおよび創洗浄を行う。
2. （可能であれば）皮膚または皮弁を元の位置に戻す。
3. 組織欠損の程度および皮膚または皮弁の色をSTAR分類システムを用いて評価する。
4. 周囲皮膚の脆弱性、腫脹、変色または打撲傷について状況を評価する。
5. 個人、創傷、およびその治癒環境について、プロトコル通り評価する。
6. 皮膚または皮弁の色が蒼白、薄黒い、または黒ずんでいる場合は、24から48時間以内または最初のドレッシング交換時に再評価する。

STAR分類システム

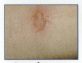

カテゴリー 1a 創縁を（過度に伸展させることなく）正常な解剖学的位置に戻すことができ、皮膚または皮弁の色が蒼白でない、薄黒くない、または黒ずんでいないスキンテア。

カテゴリー 1b 創縁を（過度に伸展させることなく）正常な解剖学的位置に戻すことができ、皮膚または皮弁の色が蒼白、薄黒い、または黒ずんでいるスキンテア。

カテゴリー 2a 創縁を正常な解剖学的位置に戻すことができず、皮膚または皮弁の色が蒼白でない、薄黒くない、または黒ずんでいないスキンテア。

カテゴリー 2b 創縁を正常な解剖学的位置に戻すことができず、皮膚または皮弁の色が蒼白、薄黒い、または黒ずんでいるスキンテア。

カテゴリー 3 皮弁が完全に欠損しているスキンテア。

Skin Tear Audit Research (STAR). Silver Chain Nursing Association and School of Nursing and midwifery, Curtin University of Technology. Revised 4/2/2010.
Copyright (C) 2013 一般社団法人日本創傷・オストミー・失禁管理学会 All rights reserved.

図6 ▶ 日本語版STARスキンテア分類 文献1）より引用

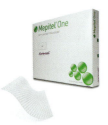
メピテル®ワン
（メンリッケヘルスケア）

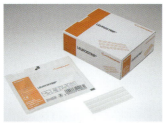
ロイコストリップ®
（スミス・アンド・ネフュー ウンドマネジメント）

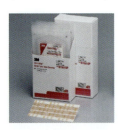
ステリストリップ™スタンダード スキンクロージャー
（スリーエム ジャパン）

図7 ▶ 皮膚接合用テープ

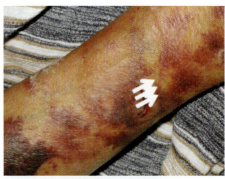
矢印の方向に皮膚接合用テープを貼付する

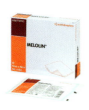 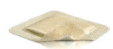 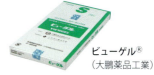
 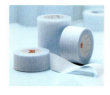 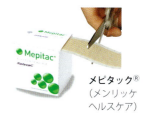

メロリン®（スミス・アンド・ネフュー ウンド マネジメント）　バイアテン®シリコーン（コロプラスト）　メピレックス®ボーダー（メンリッケヘルスケア）　ビューゲル®（大鵬薬品工業）

ハイドロサイト® ADジェントル（スミス・アンド・ネフュー ウンド マネジメント）　3M™ やさしくはがせる シリコーンテープ（スリーエム ジャパン）　メピタック®（メンリッケヘルスケア）

図8 ▶ 皮膚の剥離を予防できるドレッシング材・医療用粘着テープ

膚の損傷を起こさないよう、皮膚被膜剤や皮膚用リムーバーなどのスキンケア用品を必要に応じて用いる。

❸その後の経過

Bさんの場合、日本語版STARスキンテア分類システムガイドラインに則って弱酸性洗浄剤と温湯で創の洗浄を行った。右上肢は皮弁が残っているため、皮弁を元の位置に戻してから皮膚接合用テープで固定した。

皮膚接合用テープ貼付時の注意事項として、固定する方向に留意して皮弁に対して直角に、皮膚に過度な緊張を加えず、貼付する。また、軟膏やクリーム、水分が付着していると接着できないので、注意が必要である。

このような創傷管理を行った結果、7日後に創の治癒を確認した。

スキンテア予防の視点

スキンテアは皮膚の乾燥や弾力性低下をみとめる高齢者に発生しやすいとされているが、がん患者の場合、高齢でなくても、浮腫やがん治療による皮膚の乾燥により発生するリスクがある。さらに、終末期には呼吸困難や全身倦怠感、せん妄など身の置き所のないつらさによって体動が激しくなり、ベッド柵に打撲する機会も増す。

そのため、皮膚の保湿や摩擦・ずれ刺激の回避だけでなく、落ち着きのなさの背景にある症状緩和にも目を向けていくことがスキンテア予防につながると考える。

引用・参考文献

1）日本創傷・オストミー・失禁管理学会ホームページ：日本語版STARスキンテア分類システム．http://www.etwoc.org/pdf/starJapaneseFinal.pdfより2015年1月24日閲覧
2）恒藤暁：末期がん患者の特徴．最新緩和医療学，p.11〜24，最新医学社，2001．
3）明智龍男：癌患者にみられる代表的な精神症状とその対策③——せん妄．コンセンサス癌治療，7(1)：14〜18，2008．

part 4　がん終末期患者の皮膚障害ケア

祖父江 正代

褥瘡の予防とケア

褥瘡の予防ケア

　がん終末期患者の場合、がん悪液質症候群によって、るい瘦による病的骨突出と皮膚のたるみ、皮膚の乾燥、浮腫などが生じ、皮膚の脆弱化をみとめる。死が近づくにつれて、痛みや呼吸困難、全身倦怠感、せん妄などの症状によってADLが低下し、ベッド上生活となり、圧迫とずれを受ける危険性も高い。しかし、褥瘡予防ケアに欠かせない体位変換は、ときに、がん終末期患者の苦痛を増強させてしまうことがある。そして、「褥瘡予防のために体位変換を積極的に行うべきか」「症状緩和のために体位変換を控えるべきか」といった倫理的なジレンマに遭遇し、推奨されている褥瘡ケアが思うように実施できないことも多々ある。

　このようなジレンマをかかえながらケアを行った事例をもとに、終末期患者の褥瘡予防ケアについて紹介する。

症状緩和と褥瘡ケアの両立による倫理的なジレンマに陥るが、患者の身体症状や精神症状をアセスメントし、マネジメントすることが大切である

事例① 腹部膨満感や全身倦怠感により体位変換困難となった膵がん患者さん

患者：Cさん、50代、男性。膵がん（十二指腸浸潤、腹膜播種転移、肝転移、リンパ節転移）

経過

　手術療法、化学療法を受けたが、効果が得られなくなり、緩和医療中心となった。今後の療養先として緩和ケア病棟を紹介された。今回、消化管狭窄に伴う亜腸閉塞による腹痛、全身倦怠感の出現により、看取り目的で入院となった。

　腹膜播種転移による消化管狭窄とそれによる吐き気と痛み、腹水貯留による腹部膨満感、腹部〜下半身全体に著明な浮腫による引っ張られるような痛みと重だるさ、全身倦怠感、食欲不振、吐き気、便秘、不眠をみとめた。前医よりモルヒネ（MSコンチン®）とNSAIDs（ロキソニン®）が処方され、

NSAIDs

non-steroidal anti inflammatory drugs
非ステロイド性抗炎症薬

内服していた。PSは4（身のまわりのことができず、常に介助がいり、終日就床を必要としている状態）で、声をかければ柵を持って側臥位をとることは可能だが、全身倦怠感と下半身の重だるさから、その体位を維持したり、自ら体位を整えることは困難な状態であった。食事摂取量は数口で、推定余命はPPI[1)]により予後3週未満と予測された。

PS
performance status
全身状態

褥瘡予防ケアの考え方

がん終末期患者の褥瘡ケアでは、①リスクアセスメント、②褥瘡発生に影響している身体・精神症状のアセスメントとマネジメント、③倫理的視点をもとにした目標設定、④患者の症状緩和を妨げない体圧分散ケア、⑤患者のペースに合わせたスキンケア、⑥症状緩和も考慮した栄養状態の調整と輸液管理、⑦Bad Newsの伝え方技術を用いた患者教育が必要と考える。そして、褥瘡も1つの症状と考え、緩和ケアの一環として苦痛を与えないケア方法を工夫することが大切である。

PPI
palliative prognostics index
緩和予後指数

Cさんの褥瘡予防ケアを、予後数週の時期と数日の時期に分けて紹介する。

❶予後数週の時期のケア

①リスクアセスメント

Cさんのリスクアセスメント結果は**表1**のとおりであった。「障害高齢者の日常生活自立度」（寝たきり度）は、ベッド上生活で自力体位変換不可能であるため、C2（1日中ベッド上で過ごし、排泄、食事、着替えにおいて介

褥瘡を1つの症状ととらえ、緩和ケアの一環として苦痛を与えないケアを提供する

表1 ▶ リスクアセスメントの結果

●ブレーデンスケール結果			
知覚の認知	3点	鎮痛薬を使用している	
活動性	1点	ベッド上生活で寝たきりの状態	
可動性	2点	声をかければ柵を持って側臥位をとることは可能だが、その体位を維持したり、自ら体位を整えることは困難な状態 体幹を動かすような有効な体位変換はできない	
湿潤	2点	おむつを使用しており、1日3～5回パッド内に尿失禁している	
栄養状態の調整	1点	1週以上にわたって数口～1割程度の食事摂取量	
摩擦とずれ	1点	移動にはすべて介助を要する	10点
●大浦・堀田スケール結果			
自力体位変換能力	3点	声をかければ柵を持って側臥位をとることは可能だが、その体位を維持したり、自ら体位を整えることは困難な状態 体幹を動かすような有効な体位変換はできない	
病的骨突出	1.5点	中等度突出	
浮腫	3点	著明	
関節拘縮	0点	なし	7.5点

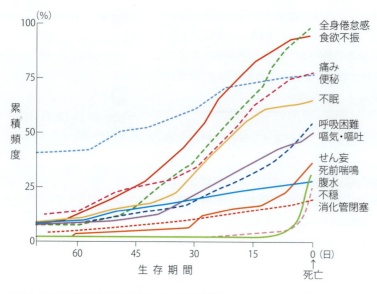

図1 ▶ 主要な身体症状の出現からの生存期間　　　　文献2) p.19より引用

助を要する。自力では寝返りもうたない)であった。ブレーデンスケールは、知覚の認知が3点、活動性が1点、可動性が2点、湿潤が2点、栄養状態が1点、摩擦とずれが1点で合計10点であった。大浦・堀田スケールは、自力体位変換能力が3点、病的骨突出が1.5点、浮腫が3点、関節拘縮が0点で合計7.5点であった。以上の結果から、褥瘡予防ケアが必要な状態であった。

②褥瘡発生に影響している身体・精神症状のアセスメントとマネジメント
　終末期になると、がんの進行とともにさまざまな症状が出現する(**図1**)[2]。
　Cさんの場合は、腹膜播種転移による消化管狭窄とそれによる吐き気と痛み、腹水貯留による腹部膨満感、腹部〜下半身全体に著明な浮腫による引っ張られるような痛みと重だるさ、全身倦怠感、食欲不振、吐き気、不眠をみとめた。
　痛みは安静時にもみられる間欠的な痛みで、絞られるような痛みとグッと押さえつけられ、身動きがとれないような痛み、突っ張ったような引っ張られる痛みがあり、亜腸閉塞や十二指腸浸潤、腹膜播種転移、肝転移などによる内臓痛と腹水貯留によって皮膚や筋肉が引っ張られる痛みと考えられた。体位によって痛みが増強することはなかったが、水平仰臥位や右側臥位をとると消化液が逆流し、口腔内の不快感、吐き気をみとめた。膝関節を曲げることにより腹部の引っ張られる痛みは和らぎ、和らいでいるときには、テレビや本を見て過ごすことができていた。
　全身倦怠感により、「何もする気になれない。箸やスプーンも重たく感じてしまい、落としてしまう。なるべく動かずに体力を温存して楽になったときに動けるようにしたい。夜眠らないと力が入らないし、身体もだるい。睡眠は食事より入浴より大切」と話していた。また、「痛みや筋力の低下によ

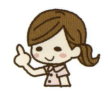

り自分でさまざまなことができなくなったことがつらい。痛みが強くなったということはだんだん死が近づいてきているのだと思う」と話していた。

消化管狭窄による内臓痛や吐き気に対しては、亜腸閉塞であるため、モルヒネからフェンタニルにオピオイドローテーションとなり、フェンタニルクエン酸塩（フェンタニル®注射液）・塩酸メトクロプラミド注射液（プリンペラン®）、オクトレオチド酢酸塩（サンドスタチン®皮下注用）の持続皮下投与、ベタメタゾン（リンデロン®注）の皮下投与が行われ、輸液量を500mLとして症状緩和をはかった。

腹水貯留による引っ張られる痛みに対しては、リドカイン（静注用キシロカイン®）の持続皮下投与、フロセミド（ラシックス®注）の静脈投与が行われ症状緩和をはかった。夜間の睡眠確保のために、ミダゾラム（ドルミカム®注射液）の末梢点滴が行われた。

このような薬剤による症状緩和に加えて、後述する安楽な体位の工夫と休息時間の確保を行うようにした。

③倫理的視点をもとにした目標設定

がん終末期患者の褥瘡ケアの目標を設定するうえで重要なのは、「終末期だから、安楽を優先にする」という一律の目標ではなく、①患者の身体的苦痛と生命予後、褥瘡の状態などの医学的な情報、②患者がどうしたいと思っているのかという患者の意向、③使用しているマットレスの種類や家族の意向などの患者の周囲に起こっている状況、④患者は何に価値をおいているのかなどの患者にとってのQOLといった倫理的視点をもとに目標を検討することである（**図2**）[3]。

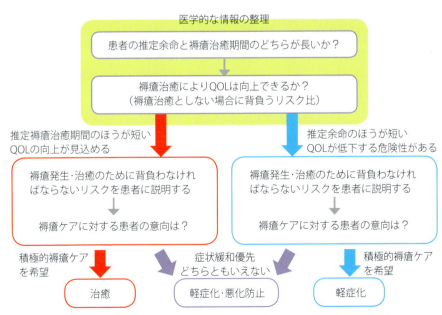

図2 ▶ 倫理的視点をもとにした目標設定

文献3）p.16より引用

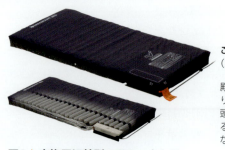

ここちあ®
(パラマウントベッド)

殿部は圧切替機能があり、低圧保持できるが、頭部は浮遊感を予防するために圧切替機能がない

図3 ▶ 交換圧切替型エアマットレス

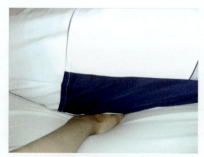

睡眠を確保するため、骨突出部や大腿部、腰部のマットレスを押し下げて圧を抜いた

図4 ▶ 夜間の圧調整

　Cさんの場合は、体位によって消化液が逆流するために吐き気を増強させているので、消化液を減らす治療に加えて体位の工夫がとても重要である。予後3週未満で、全身倦怠感は薬剤による症状緩和が困難になってくる時期であり、休息時間の確保が重要となる。Cさんはもともと入浴が好きではなく、入浴よりも睡眠が大切という価値をもっており、「少しでもやりたいことに時間を使えるように睡眠を十分にとって体力を温存したい」と考えていることから、夜間の睡眠確保は患者にとって重要であると考えられた。妻も患者が望むようにしてほしいという意向であった。
　褥瘡に対しては「寝たきりの人にできる傷」と認識していたが、それ以外の否定的イメージはなかった。褥瘡発生に伴うリスクとして、痛みや感染の危険性はあるが、医学的な適応、患者の意向、周囲の状況、QOLの観点から考えると、同一体位による苦痛を緩和できる範囲の体圧分散ケアとポジショニングが必要だが、休息も確保できるよう体圧分散ケアの工夫が必要と判断され、「苦痛を伴うような褥瘡が発生しない」と目標設定し、患者・家族・スタッフ間で共有した。

褥瘡ケアの目標は、倫理的視点に基づいて設定する

④患者の症状緩和を妨げない体圧分散ケア

　ブレーデンスケールのリスク結果と、上半身はるいそう著明であるが腹部〜下半身は浮腫と腹水貯留があるため、殿部の体圧は健常人より高くなることから、体圧分散マットレスは高機能マットレスのここちあ®を使用した(図3)。ここちあ®は身体の部位(頭部、胸部、腰部、殿部、大腿部、下腿部、踵部)に合わせて7つのブロックに分かれており、それぞれが適切な内圧になるようにコントロールされるが、頭部は圧切替がなく、浮遊感を軽減できるという特徴をもつマットレスである。また、腰部と大腿部の内圧調整により殿部を浮かせた状態に近づき、殿部が沈み込みすぎないのも特徴であるため、Cさんの場合には適応すると考えた。
　下半身の同一体位による苦痛を緩和するために、苦痛となる時間と合わせて約1時間ほどの間隔で下肢の曲げ伸ばしと下肢のポジショニングを行った。消化液の逆流防止のため、左側臥位と仰臥位を基本体位とし、常

に20°前後に頭側挙上した。また、下肢を伸ばすと腹壁が進展して引っ張られるような痛みが増すため、ポスフィット®C（二層のうち、上層のみ使用）を用いて膝関節を軽く曲げるようにした。夜間は、骨突出部や大腿部〜腰部のマットレスを押し下げて部分的に圧を抜くようにし、睡眠を確保した（**図4**）。

⑤患者のペースに合わせたスキンケア

体力を温存したいという患者の価値を考慮して、エネルギー消費につながる寝衣交換や全身清拭は回数を減らすようにした。右上肢、左上肢、体幹、背中、右下肢、左下肢に分けて1日に1か所ずつ部分的に拭くようにした。患者の希望があるときには、短時間でリフト浴を実施した。尿失禁による皮膚の浸軟や便失禁による肛門周囲皮膚障害を防ぐために、油性清浄剤（サニーナ®）を散布した。そして、患者と時間調整を行い、身体が楽な時間帯に部分清拭を行った。Cさんの場合は、午前に全身倦怠感が少なく、午後は昼寝の希望があるため、午前にケアを行い、午後は訪室回数を減らすようにした。

⑥症状緩和も考慮した栄養状態の調整と輸液管理

亜腸閉塞状態でサンドスタチンを使用していたが、食事摂取によって吐き気が促進するため、経口摂取による栄養管理は困難であった。

Cさんは「苦痛が増えるより、苦痛にならないものを摂取したほうがよい」と入院前より自分で食事摂取方法を工夫していたため、入院後も味を楽しめることを目標にし、入院前と同じように、朝はスープとコーヒー、昼はプリンやコーヒーゼリー、夜もスープとコーヒーが少量でも摂取できるようにした。また、輸液量が増すことで、消化液が増加し吐き気を増強させたり、浮腫や腹水貯留を増大させる危険性があるため、電解質維持輸液のみの末梢点滴で投与された。

⑦Bad Newsの伝え方技術を用いた患者教育

思うように動けない情けなさを感じているため、「寝たきり」「動けない」「おむつ」といったCさんにとって否定的な印象につながる言葉は避けるようにした。また、褥瘡発生のリスクが高いので予防ケアが必要であるということを前面に説明するのではなく、まずは、同じ姿勢による殿部のしびれや痛み、下肢の重だるさを和らげたり、逆流を防ぐために、体位を整えていくことを伝えた。そして、Cさんの「極力動きたくない」「体力を温存したい」という意向を受け止めた。楽な姿勢、つらくなる姿勢を確認し、先に述べたような楽な姿勢をとりながら褥瘡予防としてできることを一緒に考えた。

妻には、看取りケアのパンフレットを用いて現在の状況と予後、今後起こりうる症状、看取りの時期が徐々に迫っていること、患者と相談し体位変換に伴う苦痛を最小限にしていくこと、その結果として褥瘡発生のリスクはあるが、エアマットレスや定期的なポジショニングで最大限できることを工夫していくことを伝えた。

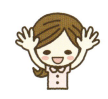

❷予後数日の時期

　徐々にるい痩や全身倦怠感が強くなり、呼びかけると開眼するが、1日の大半は傾眠傾向であった。傾眠であるが、熟睡感が得られないという苦痛をみとめたため、ベタメタゾン（リンデロン®注）が中止となり、夜間と昼間の希望時にミダゾラム（ドルミカム®注射液）の使用を継続して睡眠を確保した。また、予後数週のときには下半身の同一体位による苦痛がみられたが、数日になると下肢に触れたり、左側臥位に介助すると、眉間にしわがより苦痛表情がみられるようになった。呼吸困難の訴えはなかったが、やや努力様の呼吸に変化し、排尿は1日1回で少量のみとなったため、予後数日と予測された。

　この時期には酸素消費量やエネルギー消費量が増加するため、褥瘡予防やおむつ交換、寝衣交換などに伴う体位変換によって苦痛が増強してしまう。できるだけ可動を控え、体力を温存し、苦痛を緩和できるように配慮する必要があるため、仰臥位で膝関節を曲げる体位を中心にとるようにし、定期的に身体とマットレスや枕の間に手を入れ、圧を抜くようにして体圧分散ケアを行った。陰部はセキューラCLを使用して拭き取りのみを行うようにした。

❷その後の経過

　結果、入院して18日目に死亡されたが、踵部や腓骨部、仙骨部に一時的な発赤はみとめたものの、褥瘡発生には至らなかった。

褥瘡発生後のケア

　がん終末期患者のなかでも予後数週～数日の場合、全身状態は日ごとに悪化し、るいそうや浮腫も著明になるため、褥瘡が発生すると治癒が困難なことが多い。褥瘡が発生した場合には、先に述べた褥瘡予防ケアの基本をもとに、患者がかかえる苦痛の程度やその増強因子と緩和因子を考慮して個々に合わせたケア内容を工夫するとともに、褥瘡治療の目標設定、創傷管理方法の工夫が必要となる。

　Cさんの症状と類似した患者で、予後数日で褥瘡が発生した事例をもとに、褥瘡発生後ケア、なかでも褥瘡治療の目標設定と創傷管理方法に焦点を当てて紹介する。

褥瘡が発生した場合、①患者の苦痛の程度、②苦痛の増強因子と緩和因子を考慮し、個々に合わせたケアを提供する

事例2 腹部膨満感、全身倦怠感により体位変換困難となり褥瘡が発生した胃がん患者さん

患者：Dさん、80代、男性。胃がん（腹膜播種転移、肝転移、リンパ節転移）
経過

　化学療法を受けていたが、食欲不振、ADLの低下をみとめ、緩和医療中心となった。今後の療養先として緩和ケア病棟を紹介され、看取り目的で入院となった。腹膜播種転移による消化管狭窄とそれによる吐き気、腹水貯留による腹部膨満感、腹部〜下半身全体に著明な浮腫による引っ張られるような痛みと重だるさ、全身倦怠感、食欲不振、吐き気、便秘、不眠をみとめ、症状緩和をはかっていた。

❶予後数日の状態

　徐々にるいそうと浮腫が著明となり、体動時呼吸困難、多量の喀痰をみとめるようになった。傾眠傾向で、呼びかけると開眼してうなずくことは可能だが、言葉で自分の考えを表出するのは困難な状態であった。

　輸液は200mLの維持液のみとし、喀痰や消化液量、腹水の増量、浮腫の悪化を防いでいた。顔面〜胸部はるいそう著明であったが、上肢、腹部〜下半身は浮腫著明で殿部に体圧が集中している状況であった。呼吸はわずかに胸郭が動く程度の浅い呼吸で、時折、無呼吸がみられていた。尿量は1日に1回、パッド内に少量であった。

　Cさんの予後数日のケア同様に、休息時間や安楽確保が可能な範囲での体圧分散ケアとスキンケアを実施していたが、仙骨部に暗赤〜暗紫色の二重発赤と一部びらんを伴う褥瘡を発見した。

❷褥瘡発生後ケアの実際

①褥瘡治療の目標設定

　今後、壊死組織を伴う褥瘡へと変化することが予測された。Dさんの推定される予後は数日であり、生存期間中に治癒することは不可能と考えられた。

　終末期医療における意思決定は、①患者の意向、②患者に意思決定能力がない場合は患者の意向を家族とともに推測するという順で行う[4]。自分の意思を言葉で伝えることは困難であったため、緩和ケア科の医師や病棟看護師、家族とともに患者の意向を推測しながら、褥瘡治療目標を検討した。

　褥瘡予防ケアを開始する際や緩和ケア病棟入院時からの「死ぬのは仕方がないが、痛いことや苦しいことはいやだ。楽に逝かせてほしい」という患者の意向から、「褥瘡治療によって痛みやその他の苦痛を増強させない」を褥瘡治療の目標として、患者にもその旨を伝えた。

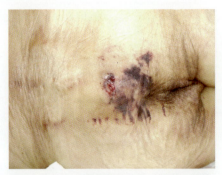

図5 ▶ Dさんの発生後3日目の褥瘡の状態

②**創傷管理**

処置時の体位変換によって苦痛を増強させ、体力が消耗して死期を早める危険性もあるため、①処置回数を極力減らすことができること、②処置時に痛みを予防できること、③処置に時間がかからないことを条件に、ポリウレタンフォーム/ソフトシリコン（ハイドロサイト®ADジェントル）を選択して貼付した。

発生後3日目に死亡された。死亡までドレッシング材の交換はなく経過でき、褥瘡治療に伴う苦痛は最小限にとどめることができた（**図5**）。

終末期患者の褥瘡ケアの視点

終末期のなかでも、予後数か月や数週、数日、数時間と、生命予後によってその時々の患者の状態や意向は大きく異なる。そのため、患者の予後や症状に合わせて褥瘡ケアを工夫していくことが大切と考える。

引用・参考文献

1) 日本緩和医療学会緩和医療ガイドライン作成委員会編：苦痛緩和のための鎮静に関するガイドライン2010年版．p.27～41，金原出版，2010．
2) 恒藤暁：末期がん患者の特徴．最新緩和医療学，p.11～24，最新医学社，2001．
3) 祖父江正代：がん患者における褥瘡ケアの視点．がん患者の褥瘡ケア（祖父江正代，近藤まゆみ編），p.11～18，日本看護協会出版会，2009．
4) 厚生労働省：終末期医療の決定プロセスに関するガイドライン．
　http://www.mhlw.go.jp/shingi/2007/05/dl/s0521-11b.pdfより2015年1月31日閲覧

part 4 がん終末期患者の皮膚障害ケア

井本 俊子

便失禁による皮膚障害の予防とケア

終末期における肛門周囲の皮膚障害

　がん終末期になると、進行に伴うリンパ浮腫やがん悪液質による脂肪や筋肉組織の脆弱化により、皮膚は菲薄化しスキンケアに苦慮するケースが多い。さらに、がん終末期患者のなかでも、死期が迫ってくると下血や下痢などを起こすことがあり失禁も多くなる。そのため、肛門周囲の皮膚障害を起こしやすく、身体的のみならず精神的・スピリチュアルを含む全人的苦痛を増強させてしまう。したがって、皮膚障害のリスクを考え予防的ケアを行うことが重要であり、便失禁が生じた場合は早期・軽度なうちに適した対応策が必要となる。

> **がん終末期における肛門周囲の皮膚障害**
> 皮膚の菲薄化に加え、便失禁や下痢などにより肛門周囲の皮膚障害を起こしやすく、全人的苦痛が増強する

事例　肛門周囲の皮膚障害により痛みや違和感による苦痛が強かった直腸がん患者さん

患者：Eさん、70代、男性、直腸がん

経過

　超低位前方切除＋回腸人工肛門造設術後、ストーマ閉鎖術施行。検査にて転移をみとめ化学療法を受けたが、副作用が強く同治療を中止、外来通院にて経過観察を行っていた。生活は自立していた。ストーマ閉鎖術後より肛門から粘液便の流出あり。主治医に相談したが、手術に関連した合併症という診断で経過観察となる。肛門周囲の皮膚障害があり、皮膚科を受診し亜鉛華軟膏やステロイド軟膏を使用したが、痛みや違和感による苦痛が強かった。6か月を過ぎても症状の改善がみられず、看護専門外来を紹介され受診となった。

Eさんが行っていたケア

　リハビリパンツの中敷に生理用ナプキンを当て、4〜6回/日交換していた。トイレのたびに「強」に設定した温水洗浄便座でしっかり洗浄し、数回にわたり拭き取りをしていた。軟膏をしっかり除去するため、ティシュペー

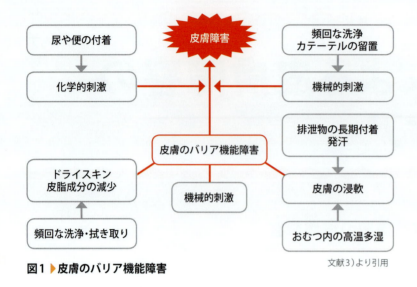

図1 ▶ 皮膚のバリア機能障害

文献3)より引用

パーで強く数回にわたり拭き取っていた。

❶アセスメント

　皮膚のpHは4～6の弱酸性に維持されており、常在菌以外の細菌や微生物の繁殖防止、排泄物などの化学的刺激からの防御、過剰な水分の吸収や喪失の防止を果たすバリア機能がある。

　肛門周囲の皮膚は、エクリン汗腺、アポクリン汗腺が分布し常に湿潤しているため、皮膚常在菌叢の乱れにより真菌などの感染を起こしやすい[1]。また、排泄物の付着によりバリア機能は壊れやすく、皮膚は浸軟（ふやけた状態）したり皮膚が乾燥したりして損傷しやすい（図1）。そのため、皮膚の清潔、保湿、保護のケアが必要となる。

　また、便のpHは6.9～7.2で、水様便の場合は活性度の高い消化酵素を含んでいるためpHが8.0程度となり、アルカリ刺激が強く皮膚障害は重症化しやすい。皮膚炎なのか感染なのか、注意深く観察する必要がある。

　Eさんの皮膚障害の原因は、肛門周囲の皮膚が排泄物に常時さらされ、浸軟した皮膚に便の化学的刺激や頻回な清拭による機械的刺激が加わったためである。便の付着を防ぐとともに、スキンケア方法の知識を習得してもらう必要がある。そして、術後長期間続いている肛門機能障害の原因を、主治医とともに医学的にアセスメントする必要がある。そこで、主治医と肛門機能障害について情報共有のカンファレンスを行った。

❷皮膚の清潔

　皮膚を洗浄する通常の洗浄剤はアルカリ性である。健常な皮膚であれば洗浄後にpHは0.6～0.8高くなり、使用後45分～2時間でもとのpHに戻るとされているが[1]、脆弱で皮膚障害を起こすリスクが高い患者の場合は、皮膚のpHに近い弱酸性の洗浄剤や洗浄用品を用いてスキンケアを行うと

> **酸・アルカリと皮膚障害**
> 皮膚のpHは4～6（弱酸性）だが、水様便はアルカリ（pH8.0程度）刺激が強いため、皮膚障害が重症化しやすい

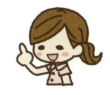

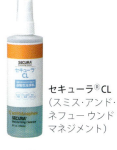
セキューラ®CL
（スミス・アンド・ネフュー ウンドマネジメント）

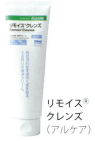
リモイス®クレンズ
（アルケア）

図2 ▶ 弱酸性の洗浄剤

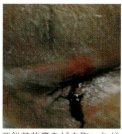
亜鉛華軟膏を拭き取ったが水をはじいてきれいに取れない

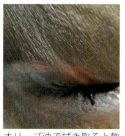
オリーブ油で拭き取ると軟膏はきれいに落ちる

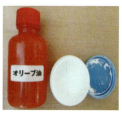
亜鉛華軟膏とオリーブ油はセットで処方してもらう必要がある

図3 ▶ 亜鉛華軟膏による洗浄

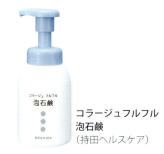
コラージュフルフル泡石鹸
（持田ヘルスケア）

図4 ▶ 真菌の増殖を抑える洗浄剤

よい。強く擦ると皮膚障害を起こすことがあるため、流すか押し拭きとする（**図2**）。

便失禁ケアでは、排泄物による接触性皮膚炎を予防するために、酸化亜鉛の殺菌作用、保護・消炎作用がある亜鉛華軟膏を使用することが多い。しかし、亜鉛華軟膏を使用する場合には、きれいに軟膏を取り除くために必要以上に強く洗浄したり拭き取ることで、皮膚障害を悪化させることがある。亜鉛華軟膏を除去するためにはオリーブ油などを使用し、脂を浮かせてから洗浄する（**図3**）。

表皮剥離やびらんなどの皮膚損傷が生じている場合は、洗浄剤や消毒液を使用せず、十分に洗浄し膿や創面の壊死組織を取り除く。痛みを伴っている場合は、皮膚洗浄・清拭剤などによる押し拭きを基本とし、感染予防として1回/日は洗浄を行う必要がある。人肌程度に温めた生理食塩水を使用すると、刺激が少なく苦痛が緩和される。

真菌の増殖を抑える洗浄剤はミコナゾール硝酸塩含有であるため感染予防には効果的であるが、感染の確定診断の場合には阻害要因にもなる。感染を疑い皮膚科受診する場合は、数日前より使用を中止（連用している場合は2〜3日は使用中止が必要）する（**図4**）。

Eさんの場合、1回/日は入浴時に肛門周囲を泡立てた洗浄剤で洗浄した。その際には、自分の手で摩擦をかけないように行った。温水洗浄便座の設定は「弱」とした。拭き取るときは、付着しているものを無理に取ろうとせず、押し拭きとした。

清潔のポイント
①弱酸性の洗浄剤や洗浄用品を用いてスキンケアを行う
②亜鉛華軟膏を除去するときはオリーブ油などを使用し洗浄する
③表皮剥離やびらんが生じている場合は、膿や創面の壊死組織を洗浄する（洗浄剤や消毒液は使用しない）
④痛みを伴っている場合は、皮膚洗浄・清拭剤などで押し拭きする（温めた生理食塩水を使用する）

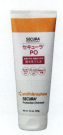 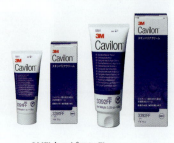 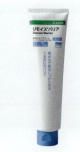

セキューラ®PO
(スミス・アンド・ネフュー ウンドマネジメント)

3M™キャビロン™スキンバリアクリーム
(スリーエム ジャパン)

リモイス®バリア
(アルケア)

図5 ▶ 皮膚の浸軟を予防する保湿剤

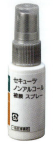 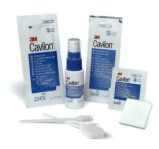 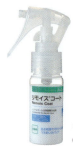

セキューラ®ノンアルコール被膜スプレー
(スミス・アンド・ネフュー ウンドマネジメント)

3M™キャビロン™非アルコール性皮膜
(スリーエム ジャパン)

リモイス®コート
(アルケア)

図6 ▶ 非アルコール性皮膚被膜剤

❸皮膚の保湿と保護

　おむつを使用している患者の場合、おむつ内の湿度は60％以上も上昇するといわれ[2]、おむつを何枚も重ねて使用した場合はより多湿になる。さらに、失禁によって湿った皮膚は水分量が増加して浸軟状態になり、排泄ごとに何度も清拭することで水分透過性が亢進し、皮膚の脂質が奪われバリア機能が低下する。皮膚の湿潤は皮膚の生じる摩擦係数を通常の5倍も高くするといわれ[1]、皮膚は損傷しやすくなる。そのため、皮膚を浸軟あるいは乾燥させないための保湿ケアが重要となる。

　医療施設では安価であるワセリンがよく使用されるが、浸軟している皮膚にワセリンを使用すると、透過性が少ないため水分の蒸散を損ない浸軟を助長することがある。保湿剤のなかには、皮膚の浸軟を予防するためのものがある。便失禁ケアでは亜鉛華軟膏が使用されることが多いが、長期間の使用はドライスキンとなるため、皮膚症状の改善がみられた場合は浸軟を予防する保湿剤を勧める(**図5**)。

　また、皮膚被膜剤には皮膚に皮膜をつくり皮膚呼吸を妨げず保護するものがあり、保湿成分の入っているものはより効果が高い。皮膚障害が起きている際でも使用できる、非アルコール性皮膚被膜剤を使用するほうが望ましいと考える(**図6**)。

保湿のポイント
①浸軟している皮膚にワセリンを使用すると、浸軟を助長することがあるので注意する
②亜鉛華軟膏の長期間使用はドライスキンとなるため、皮膚症状の改善がみられたら浸軟を予防する保湿剤を使用する

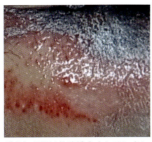
びらん部分は軟膏塗布されていない

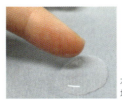
水を触った場合

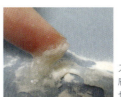
ストーマ用粉状皮膚保護剤に水を混ぜて触った場合

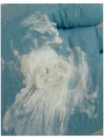
亜鉛華軟膏にストーマ用粉状皮膚保護剤を混ぜる

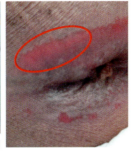
亜鉛華軟膏にストーマ用粉状皮膚保護剤を混ぜたものを塗布し、付きにくい部位にストーマ用粉状皮膚保護剤を散布

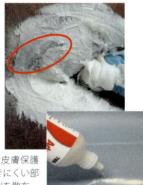
ストーマ用粉状皮膚保護剤

図7 ▶ 粉状皮膚保護剤や皮膚被膜剤を吹きかける処置

　表皮剝離やびらんを伴っている場合は、軟膏が塗布されにくいためストーマ用粉状皮膚保護剤などを工夫して使用するとよい。表皮剝離やびらんを伴っている場合は、粉状皮膚保護剤と油性基剤の亜鉛華軟膏を3：7程度で、排泄物が当たる部位全体に約1mm程度厚めに塗布すると創部がしっかり保護される。それでも表皮剝離やびらん部分に軟膏がつかない場合は、ストーマ用粉状皮膚保護剤を散布すると保護される。

　スキンケアを自立して行う患者で軟膏の塗布や除去を手間だと感じられる場合は、粉状皮膚保護剤や皮膜剤を吹きかけるだけの処置であれば受け入れてもらいやすい（**図7**）。

　患者がヘッドアップなどでずれやすい体位を好む状況や体動が多い場合、肛門周囲の痛みを強く訴えるときは、板状皮膚保護剤のほうが摩擦やずれを予防し苦痛緩和につながりやすい。また、便失禁の場合は、殿部の皮膚が重なる部位が悪化しやすいため、体位変換枕は殿部に当てないようにする。これにより殿部にスペースができ、排泄物がおむつに吸収されやすく、皮膚の保護にもつながる。

　便失禁の場合は、きめ細かい尿失禁用パッドでは水様〜泥状便がいつまでもパッド内に止まるため、きめのあらい軟便用パッドを用いるとよい。しかし、きめのあらい軟便用パッドは、がん終末期で皮膚が脆弱な患者では骨突出部位などの皮膚を損傷しやすい場合があるため、骨突出部で皮膚にパッドが当たる部位は予防的にドレッシング材を使用し、皮膚の浸軟予防の保湿剤を併用するほうが望ましい（**図8**）。

保護のポイント
①ノンアルコールタイプの皮膚被膜剤を使用する
②表皮剝離やびらんを伴っている場合は、ストーマ用粉状皮膚保護剤などを散布する
③肛門周囲の痛みを強く訴えるときは、板状皮膚保護剤を使用する
④軟便安心パッドが骨突出部に当たる場合は、ドレッシング材と保湿剤を併用する

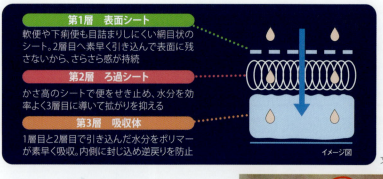

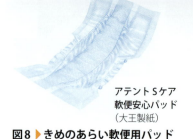

図8 ▶ きめのあらい軟便用パッド

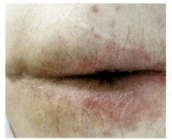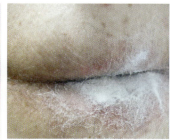

洗浄後、湿潤している滲出性紅斑にストーマ用粉状皮膚保護剤を散布

図9 ▶ ケアの実際（保湿と保護）

　Eさんの場合、洗浄後、湿潤している滲出性紅斑にストーマ用粉状皮膚保護剤を散布し、その上に皮膚被膜剤を散布した。自分で見えない部位でも吹きかけられるようなタイプのストーマ用粉状皮膚保護剤を使用した（**図9**）。

❸その後の経過

　障害されていた皮膚は原因が除去され、1週間程度で改善傾向となった。皮膚の痛みも軽減され、軽度の紅斑のみとなった。その後もおむつ使用は続けられたため、皮膚の浸軟予防として撥水効果のある保湿剤を使用した。
　情報共有した結果、主治医は局所再発の可能性を考え検査を行い、患者へ放射線治療を提案した。適切な治療が施行できたことで症状が改善され患者の全人的苦痛が緩和された。

尊厳を守る排泄ケア

　排泄の問題は、「他人に下の世話だけにはなりたくない」という患者の全人的苦痛を増強させる。スキンケアだけでなく、排泄で苦悩する患者の気持ちに寄り添い、尊厳を守ることに目を向けてケアを行う必要がある。

引用・参考文献
1) 日本看護協会認定看護師制度委員会創傷ケア基準検討会編著：スキンケアガイダンス．創傷ケア基準シリーズ3，日本看護協会出版会，2002．
2) 村上志津子ほか：交換1時間後のおむつ内温度・湿度調査——褥瘡予防のためのおむつ内環境を考える．日本褥瘡学会誌，2(2)：190，2000．
3) 溝上祐子，河合修三編著：知識とスキルが見てわかる専門的皮膚ケア．p.44，メディカ出版，2008．
4) アテントSケア軟便安心パッド（エリエールホームページ）．http://www.elleair.jp/products/hospital_attento/tape_inner_nanben.phpより2015年4月20日閲覧

part 4 がん終末期患者の皮膚障害ケア

杉本 はるみ

がん自壊創の アセスメントとケア

がん自壊創とは

　がん自壊創とは、がん性創傷（malignant wound）ともよばれ、皮下に生じたがんが発育して皮膚を破り創傷を形成したものである[1]。患者は、皮膚に露出し自壊した腫瘍への戸惑いや羞恥心、病状・予後への不安とともに、痛み、におい、出血、多量の滲出液など創傷ケアに対する不安をかかえているため、患者や家族の希望を尊重した緩和的ケアが必要となる。

がん自壊創をもつ患者の不安
①自壊した腫瘍への戸惑いや羞恥心
②痛み、悪臭、出血、多量の滲出液などに対する不安
③病状・予後への不安　など

事例　がん自壊創による痛み、悪臭、多量の滲出液をみとめた外陰がん患者さん

患者：Fさん、70代、女性。外陰がん（T3N2M1 StageⅣb）、肺転移、皮膚転移、リンパ節転移。夫と長女の3人暮らし（長女：統合失調症）

経過
　半年前より外陰部の腫瘍を認知し、2か月前より腫瘍からの排膿と痛みをみとめたが、精神的苦痛より腫瘍を見ることもできず、脱脂綿とおりもの用ナプキンを重ねて使用しながら放置していた。1か月前より腫瘍部の増大とともに痛みの増強と出血があり、他院を受診後に紹介入院となった（**図1**）。

　外陰部の腫瘍に対し、「陰部が痛くても、恥ずかしくて病院に行くことができなかった。夫にも病気のことは言えず、ずっと痛みをがまんしてきた。娘のために早くよくなって帰りたい」と不安な表情で話された。痛みに対してはオピオイドとNSAIDsが処方され、がん化学療法（TJ療法）を3クール終了後、放射線療法（外照射：二門照射 50Gy）が開始された。

検査データ：WBC 7800/μL、CRP 3.43mg/dL、Hb 11.1g/dL、Plt 277,000/μL、Alb 2.5g/dL

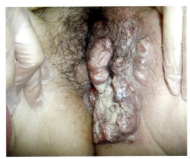

外陰部に自壊した腫瘍がみられる

図1 ▶ Fさんのがん自壊創

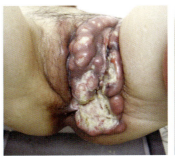

①放射線治療開始時の状態

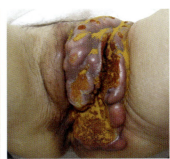

②外用薬（カデキソマーヨウ素）を散布した状態

図2 ▶ がん治療中のがん自壊創

❶がん治療中におけるがん自壊創のケア

①がん自壊創のアセスメント

腫瘍は外陰部全体にひろがり、痛み、悪臭、黄色壊死組織の付着と緑膿菌に感染した自壊創であるため、多量の滲出液がみとめられた。Fさんは、病状の進行とともに痛みにより座位で過ごすこともできなくなっていた（図2-①）。

②がん自壊創の洗浄

黄色壊死組織の付着、多量の滲出液と悪臭がみとめられるがん自壊創と周囲の皮膚を、弱酸性皮膚洗浄剤と十分な量の微温湯を用いて1日2回（放射線治療前・汚染時）、洗浄した。1日2回の微温湯による創洗浄以外は、拭き取るだけで皮膚の清浄と保湿効果をあわせもつ清浄剤（リモイス®クレンズ）を用いて創周囲皮膚の洗浄を行った。

③健常皮膚の浸軟予防

腫瘍からの多量の滲出液、排泄物の付着、おむつ着用による湿潤環境により、がん自壊創周囲の皮膚には浸軟と発赤がみとめられた。滲出液の付着を予防し、がん自壊創周囲の皮膚を保護する目的で撥水性クリーム（リモイス®バリア）を塗布した。

④壊死組織の除去と感染のコントロール

壊死組織の付着は細菌繁殖の温床となり、創傷治癒遅延の要因となる。

主治医・形成外科医師と相談し、外用薬は創面の清浄化と滲出液のコントロールをはかることができるカデキソマーヨウ素（カデックス®）を選択した。創の観察を行いながらカデックス®を散布し、その上から不織布ガーゼと紙おむつで覆った（図2-②）。

❷がん終末期のがん自壊創のケア

Fさんの放射線治療は終了したが、肺転移とリンパ節転移、左大腿部に新たな皮膚転移をみとめ（図3）、緩和ケア病棟に転棟となった。

カデキソマーヨウ素の特長
ヨウ素を徐々に放出することにより、持続的な殺菌作用と基材のポリマービーズに滲出液や細菌を吸収することで、創面の清浄化と滲出液をコントロールできる

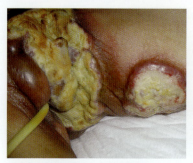

左下肢大腿部に発生した皮膚転移

図3 ▶ がん終末期のがん自壊創

表1 ▶ がんの自壊創に対する痛みの評価項目

①痛みの部位と痛みの発症時期
②痛みの性質（神経因性疼痛かどうかの判別）
③痛みの強さと生活への影響（日常生活が可能であるかどうかを評価し、治療の開始）
④痛みが増強もしくは軽減する要因
⑤痛みと関係していると思われる症状や徴候（創周囲を含めた炎症・感染の有無と滲出液の状況）
⑥患者の心理状態
⑦これまで行われた痛みの治療内容（他施設で治療を受けていた場合も含む）
⑧患者の社会的背景

文献2）p.47より改変

　Fさんは、「病気を治して、娘のために元気に帰りたい」と言われ、入院中、一度も外出と外泊を希望されることはなかった。しかし、がん自壊創部位からの多量の滲出液と悪臭、新たな皮膚転移によるボディイメージの変化に伴う精神的苦痛、病状や予後に対する不安より、「痛いよ。もう治らなくてもいい。お母さん疲れたよ」と言葉にされるようになった。

①がん自壊創の苦痛となる要因のアセスメント

　がん自壊創の痛みは、創傷に起因する痛み、治療や処置に起因する痛み、がんの浸潤に伴う痛み、外的刺激に伴う痛みなどが複合して存在している。痛みの要因とともに痛みの部位や性質、強さ、痛みと関係していると思われる症状や徴候など評価をすることは必要である（**表1**）。

　Fさんの場合、がん周囲組織の浸潤による体性痛や表在痛、会陰部から肛門部にかけて神経への圧迫浸潤による神経障害性疼痛、放射線皮膚炎による炎症性の表在痛、処置（手技）時の痛みなどにより、スキンケアに対し拒否的な言動とともにオピオイドの量も増加していた。また、Fさんは統合失調症の長女をかかえ、これまで他者に対して気持ちを表出することができず、がまんをして生活してきた。そのため、不安や苦痛、処置時の羞恥心など自分の思いを家族や医療者に伝えることが難しいという問題も考えられた。

②感染と安楽を配慮したがん自壊創のケア

　主治医、病棟看護師、形成外科医師と相談し、Fさんのがん自壊創のケアの問題となる項目は、①感染のリスク、②がんの浸潤に伴う痛み、③創処置に要する時間と回数、④多量の滲出液、⑤悪臭などが考えられた。

　Fさんの苦痛を軽減することが優先であると考え、洗浄回数を減らし、処置前後の痛みの観察と鎮痛薬の投与、処置の頻度も4時間ごとから6～8時間ごとに変更した。また、創周囲に触れるだけで痛みを感じる状況であったため、処置内容はカデキソマーヨウ素（カデックス®外用散）の散布からカデックス®軟膏の塗布へと変更した。

(1)がん自壊創のケア

①1日1回のみ、弱酸性皮膚洗浄剤と十分な量の微温湯を用いてやさしく

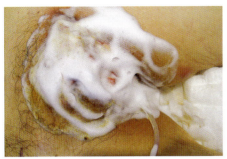
①がん自壊創と周囲の皮膚を洗浄

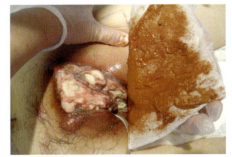
②処置内容を散布から塗布に変更

図4 ▶ がん自壊創のケア

洗浄した（**図4-①**）。
②がん自壊創周囲皮膚にリモイス®バリアを塗布した。
③不織布ガーゼにカデックス®を塗布し、がん自壊創部位に貼付した（**図4-②**）。
④その上から不織布ガーゼと紙おむつを貼付し、汚染状況を確認しながら交換した。

(2) がん自壊創のにおいのケア

　がん自壊創は、がん病巣が壊死に陥る過程で多量の滲出液と悪臭を発生し、嫌気性菌の感染が合併するとさらに悪化するため、"感染のコントロール"と"滲出液のコントロール"が重要となる。がん自壊創と滲出液の状況を観察しながらカデックス®を用いた処置回数を増やし、滲出液が付着したガーゼは、ビニール袋に入れ速やかに処理をした。

　がん性皮膚潰瘍に伴う悪臭に対し、メトロニダゾール（フラジール®）も有効である。メトロニダゾールは、皮膚潰瘍部で増殖し臭気物質（プトレシン、カダベリン）を産生する数種類のグラム陽性およびグラム陰性嫌気性菌に対し抗菌作用と臭気を軽減したと報告されている[3]。外用薬として市販されていなかったため、メトロニダゾールと滲出液の吸収作用のある基剤で院内製剤としてメトロニダゾール軟膏が調製され、使用されていた。2010年、日本緩和医療学会および日本緩和医療薬学会からメトロニダゾールの外用薬について開発の要望書が提出され、2015年5月に国内初の「がん性皮膚潰瘍臭改善薬ロゼックス®ゲル0.75％」が発売された。がん自壊創の悪臭に悩み、苦痛をかかえる患者・家族にとって保険診療の一環として使用することが可能となったことは、がん患者のセルフケアの向上とQOLの向上につながると考える。

Point
悪臭は嫌気性菌の感染が合併するとさらに悪化するため、"感染のコントロール"と"滲出液のコントロール"が重要となる

トレンド
国内初の「がん性皮膚潰瘍臭改善薬ロゼックス®ゲル0.75％」（ガルデルマ）が2015年5月に発売された

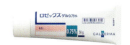

❸ その後の経過

　Fさんの「病気を治して、娘のために元気に帰りたい」という希望は、病状の悪化と全身状態の悪化によりかなえることはできなかったが、Fさんの気持ちを家族・緩和ケア病棟看護師と相談し、娘と残された時間を病室

Mohsペーストによる処置

　Mohsペーストとは、1930年代に米国のMohsが創始した方法である。Mohsペーストを用いて、切除不能な表在性腫瘍からの出血している血管や腫瘍を固定し壊死させ、止血および腫瘍組織の除去などchemosurgeryとして使用されている。また、自壊した腫瘍からの滲出液の抑制や二次感染による悪臭の軽減にも有効である。

● **Mohsペーストの成分**

　塩化亜鉛飽和水溶液50mL、亜鉛華澱粉10〜30g、グリセリン15mLの割合で生成したものである。ペーストの硬さは亜鉛華澱粉の量で調節し、腫瘍の形状によって軟らかいものと硬いものに使いわける。健常な皮膚に付着すると潰瘍形成を起こす可能性があるため注意する。

● **Mohsペースト使用方法**

①医師より治療スケジュールと有害事象（痛み・皮膚炎）について説明されているか確認をする。
②腫瘍周囲の健常皮膚にワセリンまたはマニキュアなどを塗布する。
③Mohsペーストが流出しないように、健常皮膚をガーゼで保護する。
④Mohsペーストを腫瘍全体に塗布する。
⑤治療中は、安楽な体位の工夫と患者に適宜声かけを行い、不安の軽減をはかる。
⑥医師の指定した作用時間が終了した後、ガーゼ（シャワー）でMohsペーストを取り除く。
⑦腫瘍部分は毎日洗浄し、ガーゼで保護する。

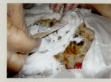
Mohsペーストを腫瘍に塗布

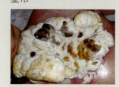
Mohsペースト塗布による処置の翌日の状態

で過ごすことができた。処置内容を変更したことで、Fさんの処置回数は1日1〜2回となり、処置に伴う痛みや苦痛は軽減されたが、1か月後に家族が見守るなか永眠された。

患者の苦痛や不安の緩和へのケア

　がん自壊創をもつ患者は、創傷部の痛みや局所症状に伴う苦痛、がん性疼痛、病状や予後に対する不安をいつもかかえている。痛みや不安をかかえる患者に創傷ケアを行うとき、創傷ケアが患者の苦痛を誘発しているのではないか、増強させているのではないかと悩むこともある。しかし、患者の側にいる私たち医療者が、患者の状況や声に耳を傾ける姿勢をもちながら患者とともに創傷ケアを行うことで、患者の不安や痛みの緩和へとつながっていくと考える。

引用・参考文献

1) 蘆野吉和：がん性創傷の成因と治療．がん患者の創傷管理（松原康美，蘆野吉和編），p.20〜25，照林社，2007．
2) 蘆野吉和：創傷の痛みの緩和．がん患者の創傷管理（松原康美，蘆野吉和編），p.46〜51，照林社，2007．
3) がん性皮膚潰瘍臭改善薬ロゼックス®ゲル0.75％．総合製品情報概要，p.19，ガルデルマ，2014．
4) 金澤麻衣子：乳がんの皮膚浸潤：ナースにできる対応とケア．エキスパートナース，26(1)：12〜15，2010．
5) 関宜明，内藤亜由美：皮膚転移自壊創．スキントラブルケアパーフェクトガイド（内藤亜由美，安部正敏編），p.205〜209，学研メディカル秀潤社，2013．
6) 祖父江正代：ドレッシング材交換時の痛みのマネージメント．エキスパートナース，26(14)：48〜53，2010．
7) 森岡直子：皮膚に表出したがん性創傷のケア．WOC Nursing，2(6)：61〜67，2014．

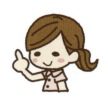

part 4 がん終末期患者の皮膚障害ケア

杉本 はるみ

瘻孔のアセスメントとケア

瘻孔発生による不安や苦痛

　がん患者の病的瘻孔は、手術後の縫合不全、過去に受けた放射線治療の照射部位、皮膚へのがん浸潤部などに発生する。患者は、瘻孔が発生したことによる不安や精神的苦痛、痛み、におい、皮膚障害など身体的苦痛もかかえているため、患者と家族の気持ちを配慮しながら創傷ケアも含めた瘻孔ケアが必要である。

瘻孔の発生部位
①手術後の縫合不全
②過去に受けた放射線治療の照射部位
③皮膚へのがん浸潤部　など

事例①　がん自壊創に咽頭皮膚瘻が発生した中咽頭がん患者さん

患者：Gさん、70代、男性。中咽頭がん（cT2N2cM0 SCC）、肺転移、皮膚転移、リンパ節転移。妻と2人暮らし（長男は県外に在住）

経過
　下咽頭がん（cT4N1M0）、下部食道がんにて放射線療法（術前照射30Gy）と手術療法（咽喉頭・食道摘出、両頸部郭清、胃管つりあげ術後、瘻孔を形成し大胸筋皮弁により閉鎖）後に中咽頭がんを発病した。がん化学療法を施行していたがBSCとなり、患者と家族（妻）は、在宅療養を強く希望された。

検査データ：WBC 15,100/μL、CRP 3.83mg/dL、Hb 8.3g/dL、Plt 380,000/μL、Alb 2.5g/dL

❶瘻孔発生前のがん自壊創の状態とケア

　Gさんの頸部には、1.0cm×1.5cmのがん自壊創が3か所に発生しており、痛みとにおいを伴う滲出液がみとめられた（**図1-①**）。
　がん自壊創部位は、1日1回、アズレン（アズノール®軟膏）を塗布したケアが行われており、がん自壊創周囲の皮膚は、滲出液の付着により浸軟していた。

BSC
best supportive care
ベスト・サポーティブ・ケア
抗がん薬などの積極的な治療は行わず、症状などを和らげる治療に徹すること

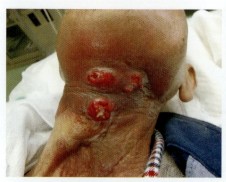
①頸部の自壊した腫瘍

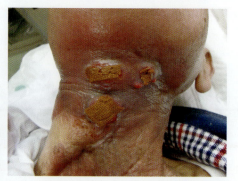
②がん自壊創にカデキソマーヨウ素（カデックス®）を塗布

図1▶瘻孔発生前のがん自壊創

　Gさんと妻の「家に帰りたい」という希望により在宅で妻が行うことができるように、皮膚障害の予防、感染のコントロールを考慮したがん自壊創のケアに変更した。

　1日1回、拭き取るだけで皮膚の清浄と保湿効果をあわせもつ清浄剤（リモイス®クレンズ）を用いて創周囲皮膚の洗浄を行い、滲出液や細菌を吸収することで創面の清浄化と滲出液のコントロールをはかることができるカデキソマーヨウ素（カデックス®）を塗布した（**図1-②**）。その上から不織布ガーゼと紙おむつ（リフレ 便利なミニシート）を貼付し、汚染状況を確認しながら交換した。Gさんと妻の在宅での生活を支えることができるように、訪問看護師と局所ケアを含めた情報交換を行った。

❷咽頭皮膚瘻発生後のケア

　退院に向けて準備を進めていたが、腫瘍は頤部（おとがい）まで皮膚浸潤し、気管孔上方にあるため頻回の処置を要することからモーズ軟膏に変更したが、腫瘍の壊死は進行し咽頭皮膚瘻を発生した。全身状態の悪化とともに痛みは増強し、オピオイドの量も増加した。

　医師は、妻と長男に予後1～2か月と病状を説明した。痛みのコントロール、咽頭皮膚瘻を併発したがん自壊創のケア、主たる介護者が妻であることなどを相談し、外泊を繰り返しながら病院で看取りを行うこととなった。家族の希望により、患者には予後を含めた病状説明は行われなかった。

①咽頭皮膚瘻を発生したがん自壊創のアセスメント

　Gさんのがん自壊創は、頸部前面の気管孔上方に6.4cm×5.3cmに増大し、痛み、悪臭、黄色壊死組織の付着と多量の滲出液がみとめられた。また、咽頭皮膚瘻を発生したため（**図2-①**）、経口摂取したものは漏出される状態となった。医師は、Gさんと妻に絶飲食と経鼻経管栄養、在宅療養が困難となった状況を説明した。

②咽頭皮膚瘻を発生したがん自壊創ケアを行ううえでの問題点

　腫瘍は気管孔上方に位置しており、がん自壊創の滲出液と咽頭皮膚瘻か

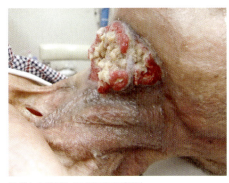
①がん自壊創に咽頭皮膚瘻が発生

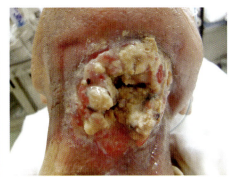
②がん自壊創周囲皮膚に生じた浸軟

図2 ▶ がん自壊創に発生した咽頭皮膚瘻

ら排出される排液が"気管孔に流入しない"ための創傷ケアが必要となる。
　Gさんのがん自壊創と咽頭皮膚瘻からの滲出液（排液）は多く、4〜6時間ごとに吸収性の高いドレッシング材を用いた創傷ケアを施行したが、がん自壊創周囲皮膚に浸軟を生じた（**図2-②**）。また、しわが生じやすく可動性の高い頸部にがん自壊創があるため、ドレッシング材や粘着テープの固定は難しく、創傷ケアに時間がかかりGさんの精神的ストレスは増加した。在宅療養を強く希望し、退院に向けて準備を進めていたGさんと妻にとって、がん自壊創部位の増大と咽頭皮膚瘻が形成されたことは、病状の悪化とともに、予後への不安や生きがいの喪失など精神的苦痛も大きかったと思われる。
　在宅療養中、経口摂取が困難となってきているGさんに対して、妻は手づくりの野菜スープや野菜ジュースをつくり、妻のスープを摂取することが患者の楽しみだった。しかし、咽頭皮膚瘻より経口摂取したものが漏出され、絶飲食と経鼻経管栄養、在宅療養が困難となったとき、Gさんは、ホワイトボードに「自殺する人の気持ちがわかりました。私もこれで終わり」と記載された。永久気管孔であるため、自分の思いを伝えることが難しい状況であったGさんが、医療者に精神的苦痛を表出されたと思われる。

❸ "食べたい"という思いを尊重し希望をかなえるための瘻孔ケア

　Gさん、妻、主治医、病棟看護師とともに咽頭皮膚瘻を形成したがん自壊創と創周囲の皮膚の状況を観察し、気管孔に排液などを流入させないための創傷ケアが必要であることを相談した。在宅療養を希望していたGさんと妻の"食べたい"という経口摂取への思いを確認し、希望をかなえるために「パウチング」を選択した。
①「パウチング」を行うために、Gさんのがん自壊創周囲の頸部の形状を確認した後、がん自壊創と周囲の皮膚を弱酸性石けんと十分な量の微温湯を用いて洗浄した。
②「パウチング」を施行するがん自壊創周囲に平面が得られるよう、板状皮

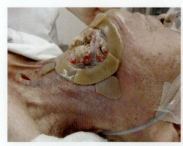 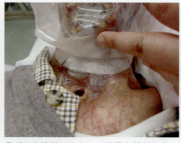 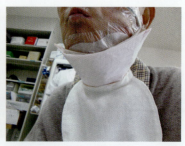

①がん自壊創周囲に板状皮膚保護剤を貼付した　②がん自壊部にストーマ装具を貼付した　③ストーマ装具をエプロンガーゼで被覆した

図3 ▶ 気管孔への流入を防ぐ創傷ケア：パウチング

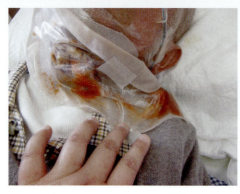

野菜ジュースの摂取により、患者と家族の思いをかなえることができた

図4 ▶ "食べたい"という思いを尊重したケア

　膚保護剤（フレックステンドウエハー®、GXトラシール®）を重ね合わせて頸部のくぼみを補正した（**図3-①**）。
③しわが生じやすい頸部であるため、用手成形型皮膚保護剤（アダプト皮膚保護シール®）とテープ付単品系装具（モデルマフレックスFTロックンロール®）を選択し、腫瘍を含む頸部全面に貼付した。
④可動性の高い頸部にストーマ装具が密着するよう、ストーマ装具のテープ部分に切り込みを入れてフィルム材で補強した（**図3-②**）。
⑤パウチングした腫瘍部位が見えないように、エプロンガーゼと紙おむつ（リフレ 便利なミニシート）で被覆した（**図3-③**）。

❹その後の経過

　パウチング施行後、妻、医師、病棟看護師とともに見守るなか、Gさんは野菜ジュースを摂取され（**図4**）、「世の中にこれほどおいしいものがあった」と笑顔で筆談された。水分のみではあるが経口摂取は可能となり、"食べたい"というGさんと妻の思いをかなえることができた。
　医師、病棟看護師とともに、Gさんと妻の思いに寄り添い悩み考え相談しながらパウチングを行ったことで、中1～2日の創傷ケアが可能となり、創処置に伴う痛みとにおい、精神的ストレスも緩和することができた。

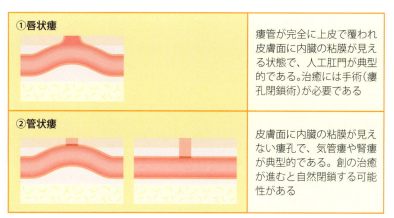

図5 ▶ 瘻孔の種類

文献1)より一部改変

表1 ▶ 瘻孔管理に必要な局所の状態

アセスメント項目	必要な情報
瘻孔の発生要因	既往歴、現病歴、手術歴、過去に受けた治療(がん化学療法、放射線療法、ステロイド療法)、低栄養の有無など
瘻孔の交通臓器	口腔内、食道、胃、空腸、回腸、大腸、腟、膀胱、尿道など
排液の特徴	排液量、臭気の有無、性状(液体、泥状、固形、ガス)、色(透明、黄色、緑、茶色など)、酵素活性、pH
瘻孔の形状とサイズ	瘻孔のタイプ(唇状瘻か管状瘻か)、瘻孔の数、部位、長さと幅、皮膚と開口部の高さ(周囲皮膚より陥凹、周囲皮膚レベル、周囲皮膚より隆起)、周囲の腹壁の状態(骨突起部、瘢痕、深い皺、手術創、ドレーン部位、ストーマなどに近接していないか)、瘻孔周囲の筋肉の緊張(かたい、やわらかい、たるんでいる)
瘻孔周囲皮膚の状態	発赤、びらん、潰瘍、浸軟、腫脹、熱感、色素沈着、皮膚障害による痛みなど
瘻孔部の痛み	痛みの程度、いつ痛むの(処置時、安静時、体動時など)
日常生活に支障があるか	食事制限、外出制限、復職・復学などの社会復帰制限、臭気の発生、経済的負担、セルフケア可能であるか

文献2)より一部改変

❺瘻孔管理に必要なアセスメント

　瘻孔には、唇状瘻と管状瘻がある(**図5**)。がん患者に発生する瘻孔は、低栄養や過去に受けた治療(放射線療法、がん化学療法、手術療法、ステロイド療法)、糖尿病などの既往が要因と考えられる。

　瘻孔管理を行うためには、瘻孔管理に必要な情報を収集し(**表1**)、アセスメントを行いながら創傷治癒環境を整えるためのスキンケアと技術が必要となる。

瘻孔発生の要因
①低栄養
②過去に受けた治療(放射線療法、がん化学療法、手術療法、ステロイド療法)
③糖尿病などの既往

事例❷ 直腸膀胱腟瘻が発生した子宮がん患者さん

患者：Hさん、80代、女性。子宮頸がん（ステージ、組織型など不明）、多発肺転移、肝転移、直腸膀胱腟瘻。夫と2人暮らし

経過
40年前に子宮頸がんにて、他県で手術療法と放射線療法を施行した。その後、直腸膀胱腟瘻が発生し、3年前より現在の施設で経過観察していた。

❶患者の状態のアセスメント

直腸膀胱腟瘻とは、直腸・膀胱と腟の間に交通が生じ、尿や便などが腟から排泄されている状態をいう。

Hさんは、腟から持続する排泄物に対しての病状や予後への不安、がん性疼痛、排泄物の付着による痛みと看護師の清潔行為による痛みをかかえていると思われた。医師は、Hさんと家族に対して、症状緩和目的のストーマ造設術と腎瘻造設術をすすめたが、患者は希望しなかった。

❷皮膚障害の原因とスキンケア

Hさんの皮膚障害（**図6**）は、腟瘻から持続する排泄物の付着による化学的刺激、排泄物が付着するたびに行う清潔行為による機械的刺激、紙おむつやパッド使用による高温多湿の環境と排泄物の付着による皮膚の浸軟などが原因と考えられた。皮膚障害を改善するためには、①化学的刺激の除去、②機械的刺激の除去、③皮膚の浸軟の除去、④不安や苦痛を表出できる環境が必要であると思われた。

●スキンケアの実際
①1日1〜2回、弱酸性皮膚洗浄剤でやさしく洗浄し、排泄物の付着によ

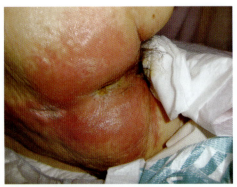

排泄物の付着により皮膚障害が発生した

図6 ▶ 皮膚障害のアセスメント

る皮膚の浸軟を予防する目的で撥水性クリーム(リモイス®バリア)を塗布した。汚染時は、拭き取るだけで皮膚の清浄と保湿効果をあわせもつクリーム状の皮膚清浄剤(リモイス®クレンズ)を用いて洗浄を行った。
②発赤とびらんがみとめられる部位に粉状皮膚保護剤(プロケアー®パウダー)を散布した。粉状皮膚保護剤は、滲出液、排泄物などの水分を吸収してゼリー化し、皮膚障害を生じている部位へ固着することで、アルカリ性刺激を和らげる緩衝作用をもったバリアとなる。
③膀胱直腸腟瘻からの排泄状況と皮膚の状態を確認しながら、スキンケアを行った。

❸痛みと患者の思いを配慮したスキンケア

がん患者は、さまざまな痛みや思いをかかえながら療養生活を過ごしている。腟瘻から持続される排泄物に対して、Hさんは「腟から便や尿が出てくる……。なぜこんな身体になってしまったのだろう。手術や痛い思いはしたくない」と言葉にした。高齢の夫と2人暮らしの患者にとって、病状や予後に対する不安、頻回な清潔行為による痛み、ボディイメージの変容に伴う精神的苦痛、夫に負担をかけて入院生活が延長している孤独感など、さまざまな思いがあったと思われる(図7)。

Hさんの思いを傾聴しながら、家族を含めて相談し、処置前にはNSAIDsを投与し、スキンケア前後の痛みの観察を行った。Hさんの思いを聴きながらスキンケアの内容と頻度を3〜4時間ごとに変更し、頻回にHさんのもとを訪れ、話を傾聴した。

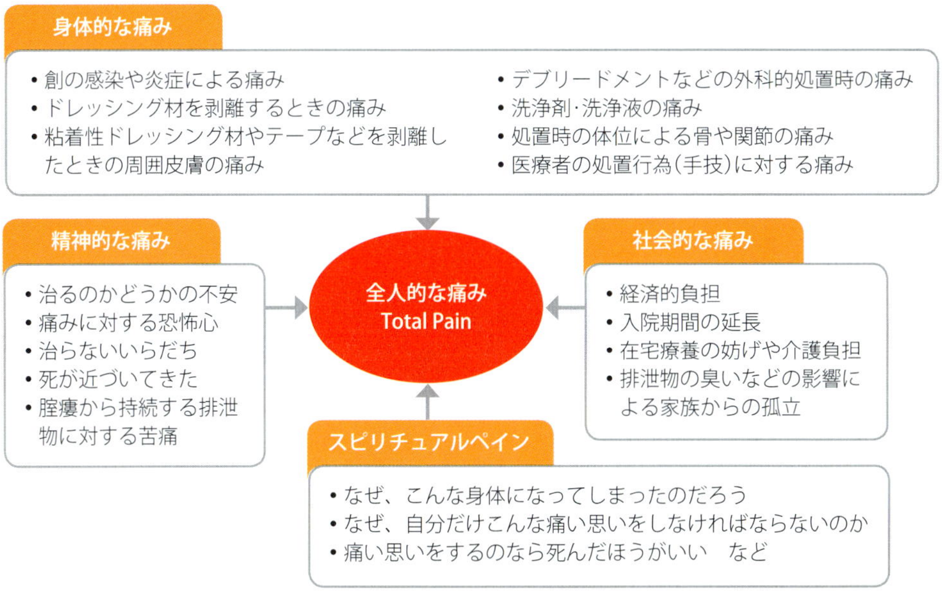

身体的な痛み
- 創の感染や炎症による痛み
- ドレッシング材を剥離するときの痛み
- 粘着性ドレッシング材やテープなどを剥離したときの周囲皮膚の痛み
- デブリードメントなどの外科的処置時の痛み
- 洗浄剤・洗浄液の痛み
- 処置時の体位による骨や関節の痛み
- 医療者の処置行為(手技)に対する痛み

精神的な痛み
- 治るのかどうかの不安
- 痛みに対する恐怖心
- 治らないいらだち
- 死が近づいてきた
- 腟瘻から持続する排泄物に対する苦痛

社会的な痛み
- 経済的負担
- 入院期間の延長
- 在宅療養の妨げや介護負担
- 排泄物の臭いなどの影響による家族からの孤立

全人的な痛み Total Pain

スピリチュアルペイン
- なぜ、こんな身体になってしまったのだろう
- なぜ、自分だけこんな痛い思いをしなければならないのか
- 痛い思いをするのなら死んだほうがいい　など

図7 ▶ スキンケア施行時のトータルペイン(全人的な痛み)　　文献3)より一部改変

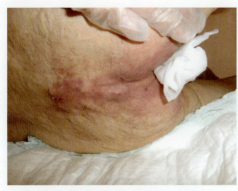

スキンケアにて皮膚障害が改善した

図8 ▶痛みと患者の思いを配慮したケア

❹その後の経過

スキンケアを通してHさんの思いを表出させることができ、皮膚障害は悪化することなく経過した（**図8**）。

患者・家族の希望を尊重したスキンケア

がん患者の瘻孔ケア（創傷ケア）を行う場合、①痛みのコントロールや出血を最小限にすること、②滲出液やにおいへの対処、③創処置に伴う苦痛や不安を最小限にすることが重要となる。がん終末期は症状緩和が中心となるため、患者にとって苦痛がないようにQOLの向上がはかれるように、感染予防と皮膚障害の発生や悪化を予防することが必要である。

患者・家族の気持ちを理解し、日々の皮膚の観察と適切なタイミングでスキンケア用品を選択し、患者・家族の希望を尊重しながらスキンケアを行っていくことが望まれる。

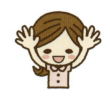

引用・参考文献

1) 中川ひろみ：瘻孔のケア．がん患者の創傷管理（松原康美, 蘆野吉和編）, p.84～91, 照林社, 2007.
2) 石濱慶子：がん終末期の瘻孔管理．事例でわかる皮膚・排泄ケア（田中秀子監）, p.72～81, 日本看護協会出版会, 2010.
3) 祖父江正代：ドレッシング材交換時の痛みのマネジメント．エキスパートナース, 26(14)：48～53, 2010.
4) 内藤亜由美：瘻孔周囲のスキントラブル．スキントラブルケアパーフェクトガイド（内藤亜由美, 安部正敏編）, p.149～153, 学研メディカル秀潤社, 2013.
5) 日本看護協会認定看護師制度委員会創傷ケア基準検討会編著：瘻孔・ドレーンのケアガイダンス．創傷ケア基準シリーズ2, 日本看護協会出版会, 2002.

part 4 がん終末期患者の皮膚障害ケア

森 貴子

浮腫とリンパ漏の アセスメントとケア

がん終末期患者の浮腫の原因と問題点

　悪性疾患が進行し、腫瘍が直接リンパ管を閉塞・狭窄させることで生じるリンパ浮腫を悪性リンパ浮腫と称している。がん終末期に生じる浮腫は複数の原因が存在していることが多く、全身性浮腫と局所性浮腫が混在している（**表1**）。まずは、病態の把握が重要である。コントロール不良の浮腫は、患者の機能的状態とQOLの両方を損なう。

　浮腫を起こすことで以下の問題を生じ、ADLの低下による身体的苦痛とともに、ボディイメージの変化による精神的苦痛を引き起こす。

①関節可動域制限

　関節周囲の浮腫増強により関節可動域制限が生じ、下肢の場合は転倒の要因となり、上肢であれば衣服の着脱が困難となる。動きづらくなることで不動となり、さらなる関節可動域制限が生じADLの低下につながる。

②褥瘡

　皮膚の弾力性の低下から皮膚に圧痕がつきやすい。同一部位の圧痕が続くと褥瘡の要因となる。

③リンパ漏

　皮膚が脆弱になることで、寝具などのわずかな摩擦でも擦過傷を起こすおそれがあり、リンパ漏の要因となる。

④蜂窩織炎などの感染症

　擦過傷などの傷から細菌感染を起こすおそれがあり、蜂窩織炎などの炎症の要因となる。

リンパ漏とは

　リンパ漏とは、リンパ液が皮膚表面から漏出したものである。皮膚直下にある毛細リンパ管が内圧に耐えきれなくなり拡張し、過剰な皮膚の張力により水疱状（リンパ小疱）となる。損傷されるとリンパ漏としてリンパ液が

表1 ▶ 進行がん患者において浮腫をきたす原因

全身的な問題	・心不全、腎不全、肝不全、電解質異常 ・薬剤の副作用（抗がん薬、ホルモン薬、甘草など） ・低アルブミン血症など
局所的な問題	・静脈系の異常：深部静脈血栓症、腫瘍による静脈の圧排など ・リンパ系の異常：リンパ浮腫

文献1）より引用

漏れだしたり、外傷によりリンパ管が損傷され、皮膚潰瘍様になる場合がある。

いったん発症すると難治性になり、細菌感染の原因となる場合もあるため早期の治療が必要である。

 浮腫によりリンパ漏が発生した上行結腸がん患者さん

BSC
best supportive care
ベスト・サポーティブ・ケア
抗がん薬などの積極的な治療は行わず、症状などを和らげる治療に徹すること

患者：Kさん、50代、女性。上行結腸がん、腹膜播種、多発肝転移、骨盤リンパ節転移

経過

検診にて肝腫瘍指摘。精査にて上行結腸がん、多発肝転移、骨盤リンパ節転移と診断。化学療法を行うがPD（progressive disease：進行）の判定、肝転移増大ありBSCの方針となる。1年後ころより、左下肢優位の両下肢浮腫出現。自宅で転倒し、表皮剥離部位から滲出がみられるようになる。さらに、浮腫増強、右下腿にも水疱形成し、滲出も多くなり体動困難となる。症状コントロール目的で入院。

入院時、両大腿に中等度圧痕性浮腫、両下腿に圧痕性浮腫著明にあり（**図1**）、リンパ小疱、リンパ漏あり、水疱破綻した部位に潰瘍形成がみられ、紙おむつをまいて対応していた。腹水の貯留があり、同一体位により腰背部痛をみとめる。

Kさんは、「浮腫による体動困難がいちばんの苦痛である」と訴えていた。

❶アセスメント

がん終末期では、基礎疾患や併存症状の進行および限られた予後から、浮腫管理の有益性は限られている。症状の緩和および浮腫に関連したリスクを軽減することが重要であり、アセスメントが最初のステップである。

がん終末期患者は、多臓器の機能低下や不全状態を呈している。ドレナージと圧迫療法は組織液を体循環に戻すことを目的としているため、過剰な負荷に伴い命を脅かすこともある。そのため、病状と浮腫の関連性を確認したうえで介入していく必要がある（**表2**）。

浮腫ケアを始める前に確実に否定しておく必要があるのは深部静脈血栓症（DVT）である。DVTは肺塞栓から死に至る可能性があるため注意が必要である。DVTが存在する場合、ドレナージは禁忌であり、抗凝固療法や下大静脈フィルター挿入などを検討する必要がある。

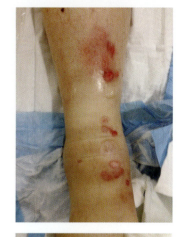
図1 ▶ 入院時の状態

DVT
deep vein thrombosis
深部静脈血栓症

表2 ▶ 浮腫ケア施行前のアセスメント項目

病状確認	・原発巣に対する治療：初期治療時の原発巣の切除範囲、リンパ節郭清範囲、術後補助療法（化学療法、放射線療法など）の内容 ・現在の病態：どこに転移・浸潤しているか、脈管への浸潤や圧迫の有無、がん性胸腹水の有無 ・血液データ：貧血、白血球増加、CRP、低蛋白、肝機能、腎機能、Dダイマーなど ・ドレナージや圧迫療法の禁忌項目の有無：DVT、心疾患、動脈閉塞性疾患、炎症
浮腫の状態	・発症時期、皮膚の状態（皮膚色、肥厚、乾燥、線維化、水疱、潰瘍、炎症等） ・左右差、浮腫の範囲、浮腫自覚症状（痛み、重さ等）
浮腫以外の症状	・がん性疼痛、倦怠感、胸腹水、リンパ漏、蜂窩織炎
ADL状況	・移動範囲 ・日常生活状況
患者の苦痛	・最もつらい症状：浮腫、それ以外の症状

　心不全による浮腫の場合、ドレナージや圧迫療法を行い循環血漿量を増やすことは避けなければならない。

　また、動脈閉塞性疾患がある場合は圧迫療法は禁忌となり、急性炎症所見がある場合は、ドレナージ、圧迫療法とも禁忌となるため確認したうえでの介入が必要である。

　このような項目を否定したとしても、がん終末期で生じる悪性浮腫への対応は、悪性腫瘍の再発や転移がないリンパ節郭清に伴う浮腫症例と違い治療上の制約が多い。症状を緩和してQOLを改善させる"緩和的"アプローチが必要とされ、得られるであろう有益性が起こりうる身体的負担を上まわるように行う。

　浮腫の最も代表的な合併症は、蜂窩織炎およびリンパ漏である。浮腫の増強で皮膚の菲薄化、伸展、破壊などが生じてリンパ漏を引き起こす。リンパ漏は創部からの感染で症状悪化、リンパ漏の多発につながるため感染予防が大切で、基本的には清潔保持と軽度の圧迫を行う必要がある。しかし、圧迫が不可な場合は、患肢に滞っているリンパ液をドレナージし、その吸引力で軽減させる。ドレナージが禁忌となる場合は、感染予防に重点をおくようにする。

　どのような治療が可能か、禁忌項目と病状を確認しながら介入していく必要がある。

　Kさんのアセスメント項目は以下のとおりである。
①両下肢の浮腫を生じており、リンパ節転移に伴うリンパ浮腫と腹膜播種や肝転移に伴う全身性の浮腫が混在している。
②浮腫の増強で過剰な皮膚の張力によりリンパ小疱ができ、皮膚が脆弱なため転倒がきっかけでリンパ漏を起こしている。潰瘍を生じている部位もあり、リンパ漏部位から感染を起こすリスクが高い。
③浮腫の改善は困難であり、浮腫による身体的・精神的苦痛がある。
④感染を起こさず、症状コントロールがはかれるよう看護介入が必要である。

アセスメントのポイント
①症状の緩和および浮腫に関連したリスクを軽減すること
②ドレナージと圧迫療法は過剰な負荷に伴い命を脅かすこともあるため、病状と浮腫の関連性を確認する
③深部静脈血栓症（DVT）を確実に否定しておく
④ドレナージや圧迫療法の禁忌ではないか確認する
⑤緩和的アプローチの必要性を考慮する

皮膚の観察ポイント
①皮膚表面の乾燥
②亀裂の有無
③掻破による擦過傷や褥瘡の有無
④カテーテル類などによる圧迫痕の有無
⑤損傷やそれに伴った滲出液や感染徴候の有無
⑥皮膚や爪の色
⑦冷感など

❷ケアの目標

がん終末期患者の浮腫ケアの目標は、浮腫改善ではなく、浮腫の悪化を防ぎ、安楽を保障・支援することである。がん終末期の浮腫は、放置すると皮膚の硬さが増していく。積極的なドレナージが困難な病態でも、スキンケア時に皮膚に触れ、軽くほぐすことを継続することで、痛みの緩和や皮膚緊満感の軽減、関節可動域の保持につながる。

ケア内容としては、①皮膚障害や二次感染の予防、②浮腫悪化の予防、③痛みの緩和、④心理的ケア、の4項目があげられる。

ケアのポイント
患者にとって最もつらい症状が浮腫であれば浮腫への対応を優先し、浮腫以外の症状であれば最も苦痛が強い症状に対応する

❸皮膚障害や二次感染の予防

がん終末期のどんな患者でも保湿ケアは重要であり、皮膚の保清は感染予防のため大切である。

①保清

洗浄剤を泡立て、手でなでるように洗浄する。入浴が困難な場合は手浴や足浴を行い、リンパ循環の促進を促す。ただし、リンパ漏のある四肢へは溜めたお湯での手浴、足浴は感染リスクがあるためシャワー浴とする。創部の痛みがある場合は、人肌程度に温めた生理食塩水を使用する。洗浄後は清潔な不織布などで軽く押さえ拭きとし、脆弱な皮膚を傷つけないように注意する。

感染予防のため、皮膚の状態を観察し、皮膚の保清、保湿、保護に努める

②保湿

保湿は皮膚の柔軟性を保つ効果も期待でき、脆弱な皮膚を傷つけないよう注意する。保湿剤は無香料・無添加・低刺激のものがよく、保清後に使用する。ヒルドイド®ローションなどを用いる。

③保護

軽い擦過や損傷でも皮膚の乾燥や萎縮が組み合わさるとびらんを生じるため、寝衣や肌着の選択に注意する。
- ウエストのゴムはきつくないか
- 肌着が鼠径部にくいこんでいないか
- おむつのサイズは適切か
- 靴下はきつくないか(圧痕を生じていないか)
- 不適切な弾性ストッキングや弾性包帯を使用していないか

車椅子やベッドへの移動時、皮膚損傷に注意する。車椅子に乗車しているときに当たる部位がないか確認する。

④リンパ漏部位の保護

保清後、ガーゼの剝離刺激でリンパ小疱を傷つけたり、びらん部の皮膚再生を妨げないよう、アズノール軟膏を塗布した非固着性ガーゼをあて、その上から吸収パッドをあて滲出液を吸収させる。

筒状包帯(**図2**)でガーゼの固定と適度な圧迫を行い、なるべくテープは使用しない。どうしても使用する場合は、皮膜剤を使用し皮膚への刺激を

リンパ漏部位を保護するため、滲出液の吸収、適度な圧迫を行う

最小限にする。状態に応じてその上から弾性包帯（**図3**）で多層包帯法を行う。使用する包帯は、綿のみでできた柔らかい包帯を使用する。在宅でのケア継続になる場合は、筒状包帯の重ねばきで対応が可能か検討する。

圧迫を行うと滲出液が一時的に増える。滲出が多い時期は皮膚の浸軟を避けるためにガーゼ交換を頻回に行う必要がある。

Kさんの場合は微温湯を使用し、洗浄後は清潔なガーゼで押さえるように水分を拭き取るようにした。リンパ小疱やリンパ漏、びらん部はアズノール軟膏を塗布したガーゼで保護し、吸収パッドをあてた上から筒状包帯（＋弾性包帯）で適度な圧迫を行った。びらん等が生じていない部位にはワセリンを塗布した。

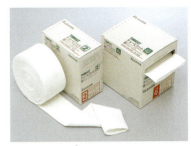

チュービコット®（アルケア）
図2 ▶ 筒状包帯

❹浮腫悪化の予防

- 手浴、足浴などで循環の改善に努める。
- 輸液量や利尿薬の使用などを医師とともに検討する。
- 運動の促進：浮腫が重度になると関節運動が困難になり、関節を動かす機会が減るためさらに関節運動が制限される。ベッド上での自動・多動運動や深呼吸、肩回しなどを行う。
- 体位調整：
  - 座位時は、長時間の下肢の下垂を避け、足台を使用する。
  - 臥床時は、膝から下腿にかけて10cmほど挙上する。ただし、挙上しすぎると大腿や鼠径部に浮腫が移動するため注意が必要である。
  - 定期的な体位変換を行う。ベッドに触れる部位（下になる部位）に浮腫が移動するため硬さが出ないように適宜ほぐすようにする。
  - 体圧分散マットレスを使用する。

Kさんの場合は利尿薬の投与管理を行った。体圧分散マットレスを使用し、臥床時は軽度下肢挙上とした。

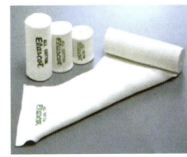

エラスコット®（アルケア）
図3 ▶ 弾性包帯

浮腫の悪化を予防するため、運動の促進や体位調整、手浴や足浴などにより循環の改善に努める

❺痛みの緩和

がん終末期患者では、浮腫やがんの進行に伴う神経障害性疼痛や体性痛、内臓痛などが生じていることが多い。痛みの原因に応じた鎮痛薬や鎮痛補助薬の使用や軽擦による症状緩和をはかる。

浮腫は放置すると皮膚の硬さを増していく。皮膚を軽くほぐすことで硬化を防ぐことができる。積極的ドレナージが困難な病態であっても、皮膚に触れ、軽くほぐすことを継続することで、痛みの緩和につながる。マッサージやスキンケアはタッチング程度の力で行うようにする。

Kさんの場合、腰背部痛に対し、オキシコドンの定期内服（オキシコンチン®）とレスキュー（オキノーム）を使用した。

痛みを緩和するため、鎮痛薬や鎮痛補助薬の使用、マッサージやスキンケアを行う

❻精神的ケア

スキンケアやマッサージはスキンシップにつながる。思いの表出がしやすい環境をつくっていく必要がある。

また、現状をアセスメントしたうえで、できることとできないことを伝え、患者・家族とともに個別的に目標設定していく。患者、家族に寄り添う姿勢が大切であり、柔軟に対応していくことが必要である。

Kさんの場合、ワセリン塗布し、マッサージを行いスキンシップをはかった。また、家族にもマッサージ方法を説明し、面会時はともに介入するようにし、Kさんの思いを傾聴するよう努めた。

終末期患者の思いの表出がしやすい環境をつくる

❼その後の経過

以上の介入により、リンパ漏の改善ができ浮腫による苦痛軽減につながった。今後のリンパ漏予防の対策について家族の協力も得られることができ、在宅でのケア継続となった。

最適なケアを"看護の視点"で提供する

がん終末期では浮腫の軽減は困難である場合が多い。浮腫を軽減させることのみにとらわれず、しっかりと患者の状態をアセスメントし、患者にとってどのようなケアが最適であるのかを"看護の視点"で見極めることが重要である。

患者がいちばん苦痛と感じている症状が何なのか、改善させたい部分がどこなのか、何を望んでいるのかを確認し、意思疎通をはかることが必要である。浮腫症状への苦痛が強い場合は、少しでも"心地よい"と感じる方法で、浮腫を柔らかい状態に維持できるように介入していくとよい。

リンパ漏はいったん発症すると難治性になり、細菌感染の原因となるため早期の治療が必要であり、再度繰り返さないようにスキンケアを中心とした介入をすることがQOLの向上につながる。

引用・参考文献

1）「リンパ浮腫診療実践ガイド」編集委員会編：リンパ浮腫診療実践ガイド．p.40〜44，54，86，医学書院，2011．
2）国際リンパ浮腫フレームワーク・ジャパン懇話会監訳：進行がんにおけるリンパ浮腫および終末期の浮腫の管理．2010．
3）小川佳宏ほか：リンパ浮腫の治療とケア（佐藤佳代子編）．p.16〜19，医学書院，2007．
4）Lymphoedema Framework Best Practice for the Management of Lymphoedema. International consensus. p.26, MEP Ltd, London, 2006.
5）ロバート・トワイクロスほか編（季羽倭文子ほか監訳）：リンパ浮腫──適切なケアの知識と技術．p.319〜336，中央法規出版，2003．

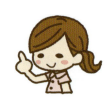

part 5 在宅療養中のがん患者の皮膚障害ケア

- 褥瘡の予防とケア
- 皮膚障害のケアに必要な地域連携体制

part 5 在宅療養中のがん患者の皮膚障害ケア

褥瘡の予防とケア

近藤 貴代

在宅における褥瘡予防

　褥瘡予防は在宅であっても圧迫の除去を優先し、そのために患者に必要な体圧分散マットレスを選択、使用することに何ら変わりはない。だが、在宅は患者にとって住み慣れた生活の場であり、治療のため入院する環境とは違う。患者が日常生活をどう過ごしているのか、どう過ごしたいと思っているのかを確認し、褥瘡のリスクアセスメントを行い、がん患者の家族を含め支援していく態勢が必要である。

①患者が日常生活をどう過ごしているのか、どうしたいと考えているのかを確認する
②褥瘡のリスクアセスメントを行い、がん患者の家族を含め支援する

エアマットレスを勧めることができなかった乳がん患者さん

患者：Aさん、70代、女性。進行乳がん、肺転移、皮膚転移
経過
　夜間の不眠と体重減少があり、下肢のむくみが出現し家族が付き添って内科受診したが、診察時に潰瘍形成した乳房がわかり乳腺外来へコンサルトされた。乳房は12cmの腫瘤があり、進行乳がんで肺転移の状態と診断された。患者は1年前より乳房のしこりに気づいていたが、家族に迷惑をかけたくないという思いがあり、滲出液で下着が汚染されるようになっても、におわないよう注意して自己流で処置をしていた。
　診察室で初めて乳がんであること、肺転移の状態を知らされた家族の精神的ダメージは大きかった。延命治療として化学療法を行ったが、全身倦怠感と口内炎による痛みや発熱などの副作用により、Aさんの活動性はさらに低下した。Aさんはふだんから少食であったが、食事量は低下し、急激な体重減少と高度の低栄養のため補液目的で入院となった。
　背部から腰部にかけての体動痛により動きは緩慢で、陰部から殿部には皮膚転移が点在した。仙骨部は膨隆した皮膚転移が癒合し圧迫を受けて褥瘡となり、背部にも褥瘡が発生した（**図1**）。

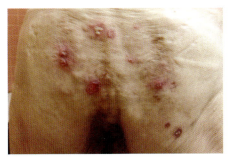
点在した皮膚転移

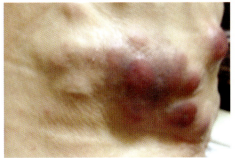

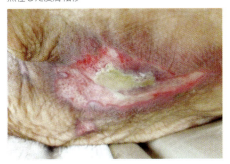
背部の褥瘡

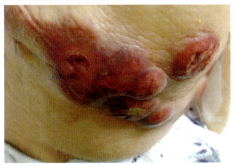
皮膚転移が膨隆し癒合した仙骨部褥瘡

図1 ▶ Aさんの褥瘡

❶リスクアセスメント

　初回、外来時の状態をブレーデンスケールでアセスメントした。

　Aさんは、自宅では座椅子で過ごす時間が多いが、歩行は可能であり自由に動けた。しかし、外来受診時は著しい下肢の浮腫があり、歩行がしづらい状態で車椅子を使用していた。Aさんは動くことはできたが、現状は車椅子が必要な状態であった（可動性3点）。トイレ以外の時間は、座位姿勢が長い状態と思われ、活動性の低下が予測できた（活動性3点）。

　体重は1年で10kg近く減少し、食事摂取量は少なくBMI 16.5kg/m^2、Alb 2.1g/dLで超低栄養であった（栄養状態1点）。体重減少と筋力低下により良肢位を保持することはきびしく、座椅子に寄りかかる姿勢によって仙骨や尾骨、背部は圧迫に加わるずれ摩擦が予測された（摩擦ずれ2点）。

　排泄はトイレ歩行をしているため、おむつの使用はされていなかった（湿潤4点）。初回受診時は、痛みや呼吸苦の訴えはなく、定期的な鎮痛薬の内服はされていなかった（知覚認知4点）。

　ブレーデンスケール合計は17点、栄養状態は1点と低い状態であった。

❷体圧分散ケア

　家族の情報から、Aさんは座椅子でテレビを見て過ごしていることがわかった。長時間の座位姿勢は同一部位への圧迫となり、もたれる姿勢によって仙骨や尾骨は、ずれ摩擦の影響を受け褥瘡ができやすいことを説明した。

褥瘡予防は、患者の自宅での生活状況を確認する必要がある。座椅子で過ごすことはAさんにとっての日常であり、呼吸苦があるためではなかった。長年過ごしたふだんの生活スタイルを替えることは簡単なことではないため、プラスアルファの工夫が必要だと考え、素材の柔らかな大きなクッションを準備してもらった。クッションにもたれたり、抱えたりする動きは同一部位への圧迫を防ぐ動作となる。また、座椅子の背もたれにクッションをあてれば、背部の隙間を埋めることができ、接触面積が広がり褥瘡予防につながる。

褥瘡予防ケアを行う際は、必ず患者の自宅での生活状況を確認する

　AさんはBMI 16.5kg/m²と高度の低栄養で、皮膚はたるみ菲薄化し物理的刺激で容易に損傷する状態であった。患者のADLが低下すれば、褥瘡予防を優先した体圧分散機能の高いエアマットレスの選択や変更が望ましいが、自宅で生活している患者にいろいろ提案することは、家族が望んでも難しい状況がある。なかでも、Aさんが最もこだわったことは「自分でトイレに行くこと」であった。柔らかな厚みのあるマットレスの体圧分散性は高いが、Aさんの自立心を尊重し動きの妨げにならないようにする必要があると考え、安定性のあるウレタンフォームマットレスを選択した。医療者として褥瘡予防を重視する必要があるが、患者にとって寝心地のよいことや、歩ける患者にとっては動きやすいことは重要な条件となり、自宅では生活を基本とした考えや視点が必要である。

　1泊2日の家族旅行のとき、Aさんは全面介助が必要な状態であったが、いつものお気に入りの座椅子と大きなクッションを持って出かけた。褥瘡の悪化を少しでも防ぐために、車中でも家族が頻回に体位を変えていた。旅行から帰り数日で意識レベルが低下し、入院となりAさんは初めてエアマットレスを使用した。

患者にとって寝心地のよいこと、動きやすいことは重要な条件となる。在宅ケアでは、生活を基本とした考えや視点が必要である

❸摩擦・ずれ排除

　Aさんは診断から短期間で、がんの終末期と思われる状態であった。
　Aさん自身に理解力があっても、がん性疼痛や倦怠感、下肢の浮腫によって、トイレまで歩けても自由に動ける状態ではなかった。クッションを活用しても、座椅子にもたれかかって過ごす姿勢により皮下脂肪の薄い背部は褥瘡が発生した。座椅子使用時に下肢や背部の隙間にクッションを使用することで接触面積が広がり体位は安定するが、昼間はAさんが1人で過ごしていたため、褥瘡予防を意識することは難しい状況があった。

❹スキンケア

　Aさんは超低栄養の状態で、皮下脂肪は薄く皮膚は乾燥していたため、医療用テープの剥離に配慮することや、低刺激性のテープを選択する必要があった。Aさんは、乳がん自壊創の滲出液による汚染やにおいを家族に知られないように生活してきただけに、外来でも「ここ、におうでしょう。臭いからごめんね」と気にしていた。診察前に、自宅で処置をすませて来

院することもあった。

　家族は乳がんを知ってから、時間があれば処置にかかわるよう努めた。腫瘍部の出血は少量であり、毎日、弱酸性洗浄剤でシャワー洗浄を行うことができた。創部に固着しないガーゼや失禁ケア用パッドと、滲出液のにおいがコントロールできる外用薬を選択し伸縮性腹帯で固定した。汚染時は随時、交換することで腫瘍部のにおいは気にならなかったが、患者や家族が心配していたため、排泄物のにおいを活性炭シートで吸着する製品を取り寄せ使用した。ガーゼやパッドの上にのせ伸縮性腹帯で固定することで、処置以外のときには、腫瘍部はほとんどにおわなかった。

　下肢に浮腫がある場合、体動困難や感覚鈍麻だけでなく皮膚も乾燥しているため、わずかな外力で皮膚損傷を受けやすくなる。また、損傷した皮膚は滲出液が漏出し感染につながるため、皮膚は清潔と保湿、保護することが必要である。シャワー洗浄後は毎回、保湿ローションを塗布し、下肢をゴムで締めつけすぎることがないよう、ゆるめの靴下をはくことで外傷を防ぐようにした。

　Aさんはがん終末期のリンパ浮腫であり、積極的なリンパ浮腫改善のケアは行わなかった。

❺栄養状態

　褥瘡は、治癒を望んだ積極的治療ができる状態ではなかった。化学療法による口内炎や味覚障害の影響もあったが、Aさんは食べたいと思う気持ちはあっても、ほんの少量を口にする程度で食べられなかった。しかし、まったく経口摂取ができないわけではないため、食べたいものを食べてもらえるよう管理栄養士に相談し、少量でエネルギーの高い栄養補助食品や微量元素の追加などいろいろ試みた。

　しかし、思うように摂取することはできず、外来で電解質補正のため補液を行った。全身倦怠感も強く貧血もあり、口当たりのよいものや冷たい氷をほしがることもあった。医療者や家族が少しでも食べられるよう患者に勧めることは、その気持ちがわかるだけに精神的負担となってしまうことがあるかもしれないため配慮も必要である。

❻苦痛緩和

　Aさんが痛みを訴えることはほとんどなかったが、延命治療として化学療法を行うために入院したとき、初めて背部から腰部にかけて体動痛があると訴えた。乳がんが胸腔内に浸潤し、胸膜にある痛覚受容器が刺激されていることによる内臓痛や骨転移による体性痛が考えられた。

　また、自壊した乳房部はガーゼ交換の際には剥離刺激による痛み、胸水貯留による苦痛が予測された。非ステロイド性抗炎症薬（NSAIDs）の投与、その後にはオピオイドを開始しレスキューを使用したが、Aさんはがまん強い性格で訴えは少ないだけに確認する必要があった。家族に心配や迷惑

下肢に浮腫がある場合
①体動困難や感覚鈍麻に加え皮膚も乾燥しているため、わずかな外力で皮膚損傷を受けやすくなる
②損傷した皮膚は滲出液が漏出し感染につながるため、皮膚の清潔、保湿、保護が重要である

患者に食事を勧めることで、精神的負担となってしまうこともあるため配慮が必要である

 NSAIDs

non-steroidal anti-inflammatory drugs
非ステロイド性抗炎症薬

など負担をかけたくないという思いが強くあった。

　がん患者の痛みは全人的苦痛といわれているが、症状は個人差がある。がんの痛みは身体的苦痛だけでないため、年齢やこれまでの人生、価値観などパーソナリティを理解することが大切である。

❼家族を含めた支援

　在宅は家族がケアの担い手であり、医療者は患者・家族の考えや関係、家庭環境、経済性、介護力を考え、その人らしく過ごすために何をどの程度、どのタイミングでだれが支援者となるかアセスメントする必要がある。

　家族はAさんの状態を知り、余命に対する不安と、「なぜもっと早く教えてくれなかったのか」という思い、「気づいてあげられなかった」という後悔の気持ちがいっぱいであった。しかし、Aさんのきびしい状況を理解し、褥瘡や乳がん自壊部の処置、入浴介助や毎日のガーゼ交換など時間があるときには手伝い、できるかぎりAさんと過ごすよう努めた。膀胱留置カテーテルを挿入することで、トイレ歩行による身体的負担は軽減できるが、Aさんの本意ではないことを家族は理解して夜間もトイレ介助をした。Aさんは自分で動けるうちは、夜間以外はほとんどベッドで寝ることはせず、座椅子で過ごしていた。

　「家族に迷惑をかけたくない思いと、ベッドに寝てしまうと起きることができなくなるという不安があったのではないか」と家族から後で聞いた。働く家族の負担が支援できればと訪問看護師のかかわりも提案したが、Aさんは自分でできるという気持ちと、家族にやってほしいという思いがあり介入を中断した。乳がんを疑いながらも、ひと言も話さず生活してきたAさんは昔からがまん強い人で、亡くなられる前日まで自宅で過ごした。最後に出かけた家族旅行では、ほとんど食事も食べられない状態であったが、Aさんは喜び、家族にとってもかけがえのない旅行となった。

> **アセスメントのポイント**
> ①在宅は家族がケアの担い手であることを前提とする
> ②患者・家族の考えや関係、家庭環境、経済性、介護力を考慮する
> ③その人らしく過ごすために何をどの程度、どのタイミングでだれが支援となるかを考慮する

❽局所ケア

①陰部と殿部

　がんの皮膚転移が陰部から殿部にかけて点在し、さらに化学療法による免疫力低下でカンジタ皮膚炎が発生したため、排尿時にはびらん部が尿でしみて痛みとなった。痛みの緩和として一時的に、膀胱留置カテーテルを挿入することもできたが、Aさんの"自分で動けるうちはトイレに行く"という思いを家族は理解し介助した。

　滲出液による汚染を防ぐために尿パッドを使用し、陰部のびらん部に抗真菌薬を塗布した。殿部に点在発生した皮膚転移は非固着性ガーゼで外用薬を塗布した。

②仙骨部

　仙骨部に皮膚転移した腫瘍は、膨隆して癒合した。圧迫ずれにより表皮は損傷し、炎症を伴う褥瘡が発生した。感染と滲出液のコントロール、悪

化を防ぐため抗菌作用と吸収性のある外用薬を非固着性ガーゼで塗布した。脆弱な皮膚の保護とガーゼ交換に伴う痛みを軽減するため、剥離刺激の少ない医療用粘着テープを選択した。

③背部

背部の褥瘡は、stage Ⅱの浅い褥瘡の段階ではハイドロコロイドドレッシング材を貼付し2～3日ごとで交換した。いったんは上皮化され治癒ができるのではと思われたが、化学療法後に活動性は低下し悪化して黄色壊死となった。仙骨部の処置と同時に短時間で処置ができるよう外用薬に変更し継続した。乳がん自壊創のガーゼ交換も含め、処置はすべて家族が行った。

❾その後の経過

今回、Aさんは自宅でトイレにまで歩行しており、エアマットレスを勧めることはできなかった。Aさんは外来で「歩けなくなったら、迷惑かけるからね」と話し、介助されながらもトイレ歩行していた。意識レベルが低下し入院したとき、Aさんの状態に必要なエアマットレスを初めて使用した。

入院したときに処置を行う際も、Aさんは「慣れた家族にしてほしい」と希望したため、看護師は介助しながら皮膚の状態を観察し、家族の支援者としてかかわった。Aさんは「乳がん腫瘍部をできるだけ見られたくない」と思っていたのかもしれない。

陰部のカンジタ皮膚炎は抗真菌薬の塗布で改善したが、背部と仙骨部の褥瘡は黄色壊死の状態で滲出液をコントロールするために外用薬を継続して、乾燥傾向で管理することで悪化を防いだ。新たな褥瘡発生はなかったが、褥瘡を予防することはできなかった。

最後にAさんが外来で、「子どものことは、いくつになっても愛して愛してやまない」との言葉が印象に残った。Aさんは診断から2か月で永眠された。

患者の残された時間を考慮する

がん患者の場合は残された時間を考え、①褥瘡予防と患者・家族の意向の狭間で、医療者としていまは何が必要か、何を優先するべきか考えること、②褥瘡予防に執着した医療者目線にならないようにすることが必要である。

引用・参考文献

1) 祖父江正代，近藤まゆみ編：がん患者の褥瘡ケア．日本看護協会出版会，2009．
2) 松原康美ほか：がん患者の創傷管理――症状緩和ケアの実践．p.78～83, 照林社，2007．
3) 田中桂子：がん悪液質症候群とは何か．看護技術，52(10)：846～848, 2006．
4) 内藤亜由美，安部正敏編：病態・予防・対応がすべてわかる！スキントラブルケアパーフェクトガイド．p.205～209, 学研メディカル秀潤社，2013．

part 5 在宅療養中のがん患者の皮膚障害ケア

野田 智子

皮膚障害のケアに必要な地域連携体制

患者が生活しているのは「どこ」か

　私たち医療機関が対象としている患者がどんな生活環境にあるのかは、一人ひとり異なる。患者の生活の場所がどこなのかをまずはきちんと把握することが、地域連携という考え方の始まりになる。患者が、住み慣れた自宅で生活しているのか、どこか施設に入所中で来院されたのか、ひとり暮らしなのか、同居家族がいるのか……、こうした患者の背景を理解することが、医療機関として最も初歩的な情報収集となる。

　医療機関が患者に必要な治療や処置を行っても、入院医療でない場合は、患者の生活している環境のなかで継続され、次の診療までの経過が皮膚障害の回復に重要な影響を与える。このため、患者本人が皮膚障害の回復に向けて自立している場合は、患者への教育やその生活環境での支援の必要性を考えることになる。また、患者本人が自立しておらず、患者以外の支援者が皮膚障害の回復に向けて支援をする必要がある場合は、その支援者に生活環境下での支援を依頼することになる。

　地域連携とは、1つの医療機関やスタッフだけで完結しない、継続的な医療やケアの提供をさす考え方である。このように、患者のおかれている環境を理解することが、誰とどのように地域連携を行うのかを考えるうえで大変重要になるといえる（**表1**）。

皮膚障害回復のポイント
①患者が自立している場合：患者への教育やその生活環境での支援の必要性を考える
②患者が自立していない場合：患者以外の支援者に生活環境下での支援を依頼する

地域連携の対象者とは

　医療現場では「在宅」という表現がよく使われる。「在宅」とはどういう生活環境なのかを一度整理しておきたい。「在宅」と「在宅以外」という枠組みで**表2**に整理しておく。

　居住形態でみたときに、自宅以外にも「在宅」とよばれる環境が多数あることを理解しておきたい。この居住形態は、一般に患者の住んでいる自宅というイメージ以外に、介護者のいる施設も含まれていることに注意しておきたい。「在宅扱い」であるが、支援者のいる環境とそうでない環境がある、ということである。①自宅、②高齢者住宅、③有料老人ホームは自宅

Point
居住形態でみた「在宅」とは自宅だけではなく、介護者のいる施設（グループホームや特別養護老人ホームなど）も含まれる

表1 ▶ 患者の生活環境における連携評価のステップ

ステップ	評価項目
ステップ1	どこに住んでいるのか ①自宅　②介護施設　③他の医療機関に入院中
ステップ2	誰と住んでいるのか ①1人暮らし　②同居家族がいる
ステップ3	自分でケアができるのか ①自分でケアができる　②自分でケアができない
ステップ4	支援者がいるのか ①支援者がいる　②支援者がいない 支援者が必要かどうか ①支援者が必要　②支援者は必要ない
アセスメント	①本人へ教育 ②家族へ教育 ③本人と家族へ教育 ④支援者へ依頼する ＊①②③に加えての場合もある ＊いままでにかかわってもらっている支援者 ＊新たに支援者を確保して、カンファレンスなど情報提供の機会をつくる

表2 ▶ 在宅の居住形態

種別	居住形態
在宅	①自宅　②高齢者住宅　③有料老人ホーム　④グループホーム ⑤特別養護老人ホーム
在宅以外	⑥医療機関　⑦介護老人保健施設

として介護保険サービスの利用が可能であるが、④グループホームと⑤特別養護老人ホームは介護保険で入所費用をまかなっているため、希望するサービスというより、パッケージ化された介護提供となっている。

　人と人との連携という点で整理をすると、以下のとおりとなる。

　①②③の場合は「自宅等」となり、24時間365日体制で訪問看護を提供できる訪問看護ステーションとの連携は、皮膚障害のある患者にとって有効である。処置内容によるが、医療保険、介護保険それぞれの適用があり、訪問看護開始前に事前に患者や家族、訪問看護ステーションとの協議によって、提供する保険の種類、訪問頻度、訪問看護の指示書の内容や指示を出す医師は誰か、など決めておくことになる。

　④⑤と⑥医療機関、⑦介護老人保健施設の場合は、すでに施設内で関与する専門職との連携を考慮することになる。

　いずれにせよ、専門職と連携する場合は、患者に必要なケアのゴールに向けて、"一緒のチーム"という意識で連携していく必要がある。このため、患者の情報提供の方法などとくに重要になる。

診療報酬改定における地域連携

平成26（2014）年度診療報酬改定により、「在宅患者訪問褥瘡管理指導料（750点）」の算定が可能になった。また、認定看護師・専門看護師による診

表3 ▶ 皮膚障害に関連する診療報酬算定一覧

診療報酬項目	点数	配置要件	研修要件該当 ●認定看護師
在宅患者訪問看護・指導料3	1,285点（月1回） 真皮を越える褥瘡の状態にある在宅療養中の患者であって、通院が困難なものに対して医療機関等の専門性の高い看護師と訪問看護ステーションの看護師が同一日に訪問した場合	褥瘡ケアに係る専門の研修を受けた看護師を訪問させて、他の保険医療機関の看護師等または訪問看護ステーションの看護師と同一日に看護または療養上必要な指導を行う	● 皮膚・排泄ケア
同一建物居住者訪問看護・指導料3	1,285点（月1回） 真皮を越える褥瘡の状態にある在宅療養中の患者であって、通院が困難なものに対して医療機関等の専門性の高い看護師と訪問看護ステーションの看護師が同一日に訪問した場合	褥瘡ケアに係る専門の研修を受けた看護師を訪問させて、他の保険医療機関の看護師等または訪問看護ステーションの看護師と同一日に看護または療養上必要な指導を行う	● 皮膚・排泄ケア
在宅患者訪問褥瘡管理指導料	750点（6ヶ月以内2回） 多職種から構成される褥瘡対策チームが、褥瘡ハイリスク患者（在宅での療養を行っている者に限る）であって、すでに真皮まで（DESIGN分類d2以上）の褥瘡がある患者に対し、カンファレンスと定期的なケア等を実施した場合	在宅褥瘡対策チームの設置 保険医、管理栄養士、看護師または連携する他の保険医療機関等の看護師が共同して、褥瘡管理に関する計画的な指導管理を行う 褥瘡ケアにかかわる専門の研修を修了していること	● 皮膚・排泄ケア
持続的難治性下痢便ドレナージ	50点（開始日）	急性期患者の皮膚・排泄ケアを実施するための適切な知識・技術を有する医師または看護師が便の回収を持続的かつ閉鎖的に行う機器を用いて行った場合に算定する	● 皮膚排泄ケア ● 救急看護 ● 集中ケア

参考資料：厚生労働省 特掲診療科の施設基準等 http://nintei.nurse.or.jp/nursing/wp-content/uploads/2014/08/haichiyoken_2014.pdf

表4 ▶ がん患者における診療報酬算定一覧

診療報酬項目	点数	配置要件	研修要件該当 ●認定看護師 ○専門看護師
在宅患者訪問看護・指導料3	1,285点（月1回） 在宅療養中の悪性腫瘍の鎮痛療法もしくは化学療法を行っている患者であって通院が困難なものに対して医療機関等の専門性の高い看護師と訪問看護ステーションが同一日に訪問した場合	緩和ケアにかかわる専門の研修を受けた看護師を訪問させて、他の保険医療機関の看護師等または訪問看護ステーションの看護師等と同一日に看護または療養上必要な指導を行う	● 緩和ケア ● がん性疼痛看護 ● がん化学療法看護 ● 乳がん看護 ● がん放射線療法看護 ○ がん看護
同一建物居住者訪問看護・指導料3	1,285点（月1回） 在宅療養中の悪性腫瘍の鎮痛療法もしくは化学療法を行っている患者であって通院が困難なものに対して医療機関等の専門性の高い看護師と訪問看護ステーションが同一日に訪問した場合	緩和ケアにかかわる専門の研修を受けた看護師を訪問させて、他の保険医療機関の看護師等または訪問看護ステーションの看護師等と同一日に看護または療養上必要な指導を行う	

参考資料：厚生労働省 特掲診療科の施設基準等 http://nintei.nurse.or.jp/nursing/wp-content/uploads/2014/08/haichiyoken_2014.pdf

療報酬の算定も新たに創設された（**表3**、**表4**）。

　これらは、在宅医療における質の高いケアが提供されるための医療機関内の専門職が連携するしくみを後押しするものである。医療機関内だけで質の高いケアが提供されても、その後、患者の生活の場で継続される必要性があり、そのしくみは、結果として「予防医療」にもつながるものである。これらの診療報酬で位置づけられている内容を理解し、地域連携において活用する視点が必要である。

平成26年度診療報酬改定は、在宅医療への質の高いケアの継続、予防医療につながることを理解し、地域連携において活用することが重要である

医療機関内での環境整備

　患者の生活の場とその背景を理解し、診療報酬上の位置づけなども理解できたら、次に整備する必要があるのが、医療機関内での環境整備である。これは、医療機関のなかで、地域連携をする必要がある患者をいかにスクリーニングするかというしくみづくりのことである（**図1**）。

医療機関内での環境整備とは
医療機関のなかで、地域連携をする必要がある患者をいかにスクリーニングするかというしくみづくりのこと

　「がん患者」でかつ「皮膚障害の発生した患者」という点において、ケア内容の決定がされれば、その情報を患者とその家族、そして支援者に提供することが必要になる。すでに患者に関与する支援機関がある場合は、患者とその家族を通して支援者と接点をもつことが可能であるが、新たに支援者を必要とする場合、患者の支援者をコーディネートする必要性が生じる。

　そこで、医療機関内のどこが、患者の生活の場に見合った医療と介護の連携のコーディネートを行うのかということを決めておく必要がある。多くは、

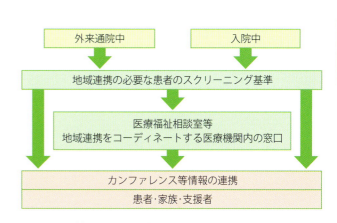

図1 ▶ 医療機関内での環境整備

医療福祉相談室または退院支援に関する窓口があり、そこに配属されている医療ソーシャルワーカー（以下、MSW）または看護師などが支援しているところが多い。このときにもう1つ重要なのが、外来患者で同様な問題が発生した場合のコーディネートはどこが窓口となるのかである。

　当院においては、医療福祉相談室内にMSWと看護師が配属され、入院中の退院支援も外来での療養支援も双方の職種で支援している。院内職員がこうした患者の生活背景にかかわる支援機関との連携を必要とすると判断した場合や患者や家族が求める場合は、すべて1つの窓口で集約されている。医療機関内の環境整備は、シンプルなかたちで整備することは、院内外の関係職員にとってわかりやすいといえる。

　また、こうした医療福祉相談室等への病院としての理解とバックアップも重要である。

入院患者の退院支援と外来での療養支援を1つの窓口に集約するとよい

情報の提供方法

地域連携のうえで必要となる情報を以下に整理してみる。

①「がん」に関する情報の評価
②「皮膚障害」に関する情報の評価
③「必要なケア」に関する情報の評価
④「患者の全体像」に関する情報の評価
⑤「家族等の患者の背景」に関する情報の評価

以上を満たすものを準備できるようにすることが望ましい。

このほか、患者の背景となる連携先である支援者が求める情報もあるため、まとめるうえでは、事前にどのような情報を必要としているのかを確認してから整理することも1つである。大切なことは、一方通行の情報提供にならないことである。

また、情報の提供に際しての文章や言葉には、専門用語を使用せず、患者や家族にわかるような評価でまとめることが、支援機関にとても理解が促進される前提となる。医療機関で働いていると、医療機関内における専門職のなかで日常実施している評価や情報をまとめがちである。しかしながら、自分の医療機関内でのみ通じる評価や指標は、地域連携を行ううえで、大きなハードルとなるので注意が必要である。このことも、一方通行の情報提供の防止策の1つである。

情報は、1つのツールとしての様式があることが望ましい。

また、必要な薬剤や治療材料、処置方法、交換頻度など、皮膚障害にかかわるケアの実際については、わかりやすく全体像がわかるようにすることが望ましい。画像を活用することも有効で、写真だけでなく、処置方法をビデオに収めて連携機関に配布するということもある。

注意すべき点は、継続して医療機関で薬剤や治療材料を提供することを継続する場合は問題が少ないが、医療機関が変更される場合、変更後の医療機関で同じ内容で提供できるかどうかを確認することは大切なことである。また、患者や家族が自己負担で準備する必要がある場合などは、どこで購入することができるのか、コストに問題はないのかなど、きめ細やかな連携のはざまを確認することが重要である。

これらすべては、「患者に必要と判断したケアが、患者の居住する場所で同様に継続可能かどうか」という地域連携の視点から始まる。もし、不可能なことがあった場合は、患者に必要と判断したケアを変更して、患者によりよいケアは担保されるように努力することが医療機関側の最大の専門性の発揮となる。ここに、地域連携のうえでの専門職の工夫と醍醐味があると同時に、うまくコーディネートできないと患者の不利益を誘発する可能性があるという側面もおさえておく必要がある。

情報提供のポイント
①事前に必要としている情報を確認してから整理する
②専門用語を使用せず、患者や家族にわかるような評価でまとめる
③1つのツールとしての様式を使用する
④皮膚障害の場合は画像を活用しわかりやすくする

⚠ **注意点**

薬剤などが同じ内容で提供できるかどうか確認しなければならない。うまくコーディネートできないと、患者の不利益を誘発する可能性がある

事例① 症状緩和でき退院となった終末期の子宮がん患者さん

患者：Bさん、60代、女性。子宮がん（腹膜播種転移、リンパ節転移、肺転移、骨転移）。夫と2人暮らし

経過

1年前に乳がんを発症。手術、補助化学療法を受けて入退院を繰り返しながら療養していた。骨転移があることがわかり、歩行困難となる。食欲不振もあり、症状緩和目的で入院する。入院時、尾骨部の皮膚に発赤をみとめるが、入院中に悪化。体動時の痛みもあり、褥瘡の悪化防止目的で皮膚科医、皮膚・排泄ケア認定看護師もかかわる。Bさん自身は「退院し自宅に帰りたい」という強い希望があるが、一方で、「夫に負担をかけたくない」という気持ちもあった。主治医、病棟看護師、皮膚・排泄ケア認定看護師が協議し、自宅の環境整備や退院後の夫へのフォローの必要性から、院内の医療福祉相談室に「退院支援」の依頼を行った。

❶退院支援

医療福祉相談室のMSWがBさんの担当となり、Bさんと夫と面談。介護保険の申請をすることとし、介護保険で電動ベッド、体圧分散マットレス等を貸与する準備をする。ケアマネジャーを選定し、ポータブルトイレも購入した。

Bさんのケアに必要な環境整備とともに、在宅での支援の要として、「在宅医」による訪問診療、「訪問看護ステーション」による医療保険での訪問看護の利用が可能な手配を行った。

退院後の生活を支える関係機関と、入院中の支援者同士での退院前カンファレンスの実施を調整し、具体的な退院を想定した支援を関係者間で実施し、退院日を決定。退院時は、介護タクシーという移送サービスを利用して車椅子に乗車した状態で自宅まで搬送してもらえるようにし、夫とともに退院した。

❷カンファレンス

①参加者

- 病院主治医、病棟看護師、皮膚・排泄ケア認定看護師、理学療法士、栄養士、MSW
- 在宅医、訪問看護ステーション、ケアマネジャー、福祉用具業者

②症状緩和方法の共有

- 予後は3か月程度と診断
- 現在の症状：下腹部の痛み、骨転移による体動時の痛み、食欲不振、全

身倦怠感、ときどき体動時に息切れ、不眠
- 入院中の症状緩和：鎮痛薬内服。体動前にレスキューを服用しコントロール可能。とくに入浴前と排便前、外出前。工夫している移動方法
- 今後、起こりうる症状：ADLの低下、呼吸困難感、下腹部の痛みの増強、骨転移による体動時の痛み、全身倦怠感の増強、腹部膨満感、浮腫
- 新たな症状の出現、現在の症状の増強時の連絡体制：往診医に報告後、必要に応じて往診医から当院主治医と相談
- 症状緩和に関する病院の相談窓口：主治医。看護面はがん相談支援センター

③褥瘡ケア方法の共有
- 褥瘡発生リスクアセスメント結果と発生原因
- Bさんの活動レベルに合わせてエアマットレスのモード調整
- 車椅子用クッションの使用と車椅子乗車持続時間
- 尾骨部びらんに対する処置方法（ハイドロコロイドドレッシング材）
- 褥瘡悪化のサイン
- 褥瘡に関する病院の相談窓口：スキンケア相談室

④医療保険
- 訪問診療（週1回）：疼痛コントロールの継続、必要時の点滴
- 訪問看護（週3回）：全身状態の観察、栄養管理、保清、皮膚・排泄ケア、家族の支援

⑤介護保険
- 要介護3
- ケアマネジャーによる在宅支援
- 福祉用具の貸与（電動ベッド、体圧分散マットレス、車椅子2台、車椅子用クッション）
- 福祉用具の購入（ポータブルトイレ、シャワーチェアー）

⑥自費サービス
- 退院時の移送サービス

❸退院後の支援

　退院日に移送サービスで自宅へ退院し、当日、ケアマネジャーと訪問看護が自宅環境を確認した。翌日、訪問診療と訪問看護を実施。1週間後にケアマネジャーも訪問し、自宅退院後のサービス利用状況やBさんと家族の思いを確認した。

　Bさんは、「自宅に帰ってきてやっとよく眠れるようになった」「夫の負担が心配」と話した。

　夫は、買い物などに行ったり家事全般を行っている。夫自身は、「入院中はBさんのところにも行かなければいけないし、自宅のこともしなくてはいけなくてかえって大変だったが、家に帰ってきたおかげで、本人の姿を見ながら家事ができるので、かえってよかった」「訪問診療や訪問看護が来

てくれるので大変安心している。いざ困ったときにもすぐに電話連絡がとれるので、退院後によく連絡をとって臨時で来てもらったことが本当に安心できた」と話した。

　退院後2週間経過し、少し食欲も出てきたBさんは、「夫とコンサートに行きたい」と外出を希望している。ケアマネジャーは、移送サービスの手配、自費でのヘルパーの手配など、Bさんと夫が楽しめるように支援した。長時間の座位となることなどから、訪問看護では外出時を想定して自宅内での座位時間を長くして、殿部が痛くなったら夫の介助で少し殿部を浮かせるように定期的に夫とともに車椅子への移乗介助方法や座面の工夫を検討した。

　褥瘡について訪問看護師と在宅医が連携し、ケア方法についての助言を病院の皮膚・排泄ケア認定看護師に求めた。本人・夫の同意のうえで、画像を用いて情報共有し、在宅支援を実施した。

❹退院支援と地域連携のポイント

①主治医や病棟看護師は、Bさんの今後の療養に対する思いを把握し、退院支援を行う部署を早期にチーム医療のメンバーに加えたこと（退院支援のタイミングの重要性）。
②退院前カンファレンスでの支援者の変更に伴う「入院」と「自宅療養」での支援の継続を、「人」「環境」「サービス」という観点を交えて医療的なケア内容をサポートする体制を整備したこと。
③退院後の支援機関が必要に応じて、退院前の病院の専門職と相談できる体制があること。また、患者の状態に応じてバックアップベッドの確保ができること。

事例② 外来通院中にADLが低下した終末期の肺がん患者さん

患者：Cさん、70代、男性。肺がん。妻・長男家族と同居
経過

　肺がんで抗がん薬治療を行ってきたが、月に1回の通院をし、現在は症状緩和の内服管理に切り替わった。歩行もだんだんつらくなり、家族の車で通院していたが、車の乗降も家族の介助がかなり大変になってきた。自宅でも寝ている時間が増えてきていたが、布団の生活であったため、立ち上がりも大変になってきた。ある日の外来受診時に、自家用車から車椅子への移動を病院職員に手助けしたもらう場面があり、診察時に家族が主治医に介助や通院が大変になってきたことを相談した。主治医は、介護保険申請や在宅環境調整のため診察後に医療福祉相談室へ相談するように助言

し、外来看護師は褥瘡予防パンフレットに沿って、褥瘡ができやすいことや体位変換の必要性を紹介して、診察後に医療福祉相談室に案内した。

❶外来支援

医療福祉相談室では、MSWがCさんと付き添いの妻・嫁と面談し、自宅での生活状況を把握した。介護保険の申請ができることを案内し、申請してもらう。MSWはCさんと家族の同意のもと、ケアマネジャーへ病状経過などを連絡し、自宅での早速の支援を依頼した。

MSWは翌月の外来受診前にCさんと面談し、「自宅に電動ベッド、高機能エアマットレス、車椅子の貸与、手すりやスロープが設置されており、Cさんの自宅内での移動や病院への通院が非常に楽になった」という報告をCさんと家族から得た。診察時に主治医に情報提供できるようにし、診察後にケアマネジャーに診察情報も提供した。

その翌月の予定受診前に、「食欲不振」による定期外の受診をされる。家族の自家用車に乗れなかったため、ケアマネジャーの紹介で移送サービスを利用した。診察時に、仙骨部にびらんがあり、外来看護師が褥瘡を発見した。血液データ上、入院の必要性はないと判断されたが、栄養状態が一時的に悪化していた。Cさんは、「ご飯をしっかり食べるから入院させんでほしい」と訴えた。

主治医は外来での点滴継続を提案をしたが、Cさんは頻回の通院をいやがった。主治医よりMSWに連絡が入り、外来状況を把握したMSWは、主治医と外来看護師と協議し、自宅での医療的な支援体制についてCさんと家族に提案した。その内容は、
①在宅医に依頼して訪問診療を受ける
②在宅医が「病院専門医に受診したほうがよい」と判断したときや入院を希望したときは、いつでも外来や入院対応をする
③ご飯の食べ具合や皮膚症状を家族だけで見るのではなく、専門家である訪問看護師に定期的に自宅に来てもらい、在宅医と相談しながら自宅で安心して生活できるようにする
である。

Cさんも家族も希望されたため、MSWよりケアマネジャーに連絡。Cさんたちが外来から帰宅後に、依頼する在宅医と訪問看護ステーションの選定をケアマネジャーとともに行い、Cさんと家族の同意を得て、病院から依頼した。

❷カンファレンス

①開催日
- 外来受診の2日後に設定

②参加者
- 病院主治医、外来看護師、MSW

- 在宅医、訪問看護ステーション、ケアマネジャー

③**医療保険**
- 訪問診療(週1回)：全身管理、必要時の点滴
- 訪問看護(週7回を2週間実施。その後週3回)：全身状態の観察、栄養管理、保清、皮膚・排泄ケア、家族の支援

④**介護保険**
- 要介護4
- ケアマネジャーによる在宅支援
- 福祉用具の貸与(電動ベッド、高機能エアマットレス、リクライニング式車椅子)
- 福祉用具の購入(ポータブルトイレ)

❸**その後の支援**

　在宅医の訪問診療が定期的に入ることで、点滴を実施し、症状緩和をはかることができた。

　褥瘡はなかなか改善しなかったため、病院の皮膚科に一度受診。受診前に訪問看護師よりMSWに自宅での状況が報告されたため、皮膚科受診時に皮膚・排泄ケア認定看護師も介入できるようにした。病院での状況を皮膚・排泄ケア認定看護師より訪問看護師に情報提供。

　受診後の訪問看護に皮膚・排泄ケア認定看護師が同行訪問した。皮膚・排泄ケア認定看護師が同行したことで、自宅での環境の確認、ケア内容や方法の確認ができ、褥瘡の改善を目標に支援に取り組む効果は非常に大きかった。

❹**地域連携のポイント**

①外来通院患者への支援体制依頼のタイミングが重要である。
②外来でのカンファレンスも可能なかぎり実施することが望ましい。
③皮膚症状に対しては、主科だけでなく、皮膚科等の介入が必要な場合は多く、この場合、皮膚・排泄ケア認定看護師が外来患者にも介入できる体制があることが望ましい。
④皮膚・排泄ケア認定看護師が、在宅支援の要である訪問看護ステーションと情報の連携、同行訪問の実施など自宅環境を把握したうえでのケアに参画できる体制が望ましい。
⑤必要時に入院ベッドが確保できる体制を在宅支援機関や患者・家族に提示できること。

地域連携体制の構築のために

　自分の働いている医療機関が地域のなかでどのような位置づけにあるのかを、まずは理解することが重要である。

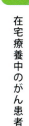

皮膚障害のケアに必要な地域連携体制　　139

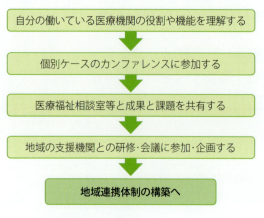

図2 ▶ 地域連携体制の構築

①三次救急なのか、二次救急なのか
②救急車の搬送台数は年間どれくらいで、どんな患者が来ているのか
③どれくらいのベッド数なのか
④ベッドの種類はどのような機能を有しているのか
- 入院医療で提供できる専門性はどういう内容があるのか
- 外来での診療科で対応できる体制はどこまでなのか

　自分の医療機関の特徴を理解したうえで、その地域の医療機関や介護福祉施設、在宅療養を支援する体制などをどこまで知っているのかということになる。これは、自分自身がすべてを知るということではなく、自分の働いている医療機関のどこに聞けばその情報を把握しているのかを知っている、ということが大事なことである。そこさえわかれば、その窓口と連携すれば、患者の支援に有効に生かすことができるからである。

　次に、個別ケースをとおしてのカンファレンスに参加する経験を増やすことである。個別ケースをとおして、情報を作成する、関係する支援機関を知る、そこでの経験をとおして感じたことを臨床に生かす、という経験が大切である。医療福祉相談室等の機能を理解する機会にもなり、また感じた課題を自分の管轄する専門領域で取り組んだり、地域の課題と感じることは医療福祉相談室等と一緒に取り組む姿勢が大切である。

　さらに、自分の働く医療機関が地域の支援機関と一緒に学ぶ研修などの機会に参加してみること、または、そうした研修の機会を企画することである。個別ケースを通して経験することのなかに、地域連携のうえで必要な課題は必ずみえてくるものである。これらに対して1つ1つ、できることから取り組んでいくという姿勢が、「自分の働く医療機関の地域連携をつくりあげる」ことにつながることを認識していくことが求められる（**図2**）。

　よりよい地域連携づくりに、それぞれの専門性で参画していくことが大切である。

地域連携体制構築のポイント
①自分の働いている医療機関のどこに聞けば、医療機関の情報を把握しているのかを知る
②個別ケースを通してのカンファレンスに参加する経験を増やす
③自分の働く医療機関が地域の支援機関と一緒に学ぶ研修などに参加（企画）する

さくいん

欧文

ADL	17, 27, 31, 88, 117, 126
Blumの分類	38
BSC	109, 118
closed suction wound drainage 法	29
Common Terminology Criteria for Adverse Events（CTCAE）による分類	38
CTCAE	39, 43, 63, 67
DIC	31
DLI	53
DTI	11, 15
DVT	21, 118
EGFR	37, 42, 47
GVHD	8, 52
GVL	52
HSCT	52
IMRT	74
IPC	24
MDRPU	21
MODS	31
Mohsペースト（軟膏）	108
MSW	133
NCI-CTCAE 評価	68
NPPV	21
NPUAP分類	15
NSAIDs	88, 104, 115, 127
PCA	18
PPI	89
PS	89
PTPS	18
QOL	14, 31, 52, 91, 107, 116, 117
RTPS	75

あ行

亜鉛華軟膏	71, 97
悪性リンパ浮腫	117
圧切替型エアマットレス	8, 17, 92
圧迫ずれ	128
圧迫療法	24, 118
移植片対宿主病	52
痛みの評価	106
医療関連機器圧迫創傷	21
医療ソーシャルワーカー	133
医療福祉相談室	133
医療用粘着テープ	71, 84, 129
イレオストミー	76
咽頭皮膚瘻	109
ウロストミー	33, 76
液状変性	55
壊死組織	11, 26, 29, 71, 95, 99, 105, 110
黄色壊死組織	105, 110
大浦・堀田スケール	89
オーバーラップ症候群	52
オピオイド	91, 104, 110, 127
オリーブ油	99

か行

開胸術後疼痛症候群	18
介護保険サービス	131
介護老人保健施設	131
外傷性創傷	80
化学的刺激	80
角質水分量	39, 68
過剰肉芽形成	48
カデキソマーヨウ素	105, 110
がん悪液質	80, 88, 97
感覚鈍麻	127
肝機能障害	80
間欠的空気圧迫法	21
がん自壊創	104, 109
管状瘻	113
がん性創傷	104
関節可動域制限	117
緩和予後指数	89
急性GVHD	52
強度変調放射線治療	74
グループホーム	130
経鼻経管栄養	110
経表皮水分喪失	39
血中酸素飽和度	81
抗白血病効果	52
肛門周囲皮膚障害	93
呼吸困難	80, 88
骨突出	8, 15, 24, 88, 101

さ行

在宅患者訪問看護・指導料3	132
在宅患者訪問褥瘡管理指導料	132
在宅療養	109, 124, 130
細胞障害性抗がん薬	36
痤瘡様皮疹	38, 42, 48, 60
酸素チューブ	84
色素脱出	56
自己鎮痛法	18
持続的難治性下痢便ドレナージ	132
弱酸性洗浄剤	57, 82, 127
終末期患者	80, 88, 97, 104, 109, 117, 135

手術時褥瘡発生のリスク要因	9	多臓器機能障害症候群	31
手掌・足底発赤／知覚不全症候群	39, 163	脱水	31, 80
術後創離開の発生要因	28	弾性ストッキング	21, 120
上皮成長因子受容体	36, 42, 47	弾性包帯	120
──（EGFR）阻害薬	36, 47	地域連携体制	130
褥瘡	8, 14, 21, 71, 88, 117, 124, 132	治療計画装置	75
──治療目標	95	チロシンキナーゼ阻害薬	36
──ハイリスク	8, 132	筒状包帯	120
──ハイリスク患者ケア加算	8	爪の乾燥	48
──予防・管理ガイドライン第3版	9	爪の剥離	47
──予防ケア	18, 88, 126	手足症候群	36, 42, 47, 62
脂漏性皮膚炎	42, 48	デブリードメント	29, 115
腎機能障害	83	同一建物居住者訪問看護・指導料3	132
神経障害性疼痛	18, 106, 121	疼痛コントロール	17, 54, 135
滲出性紅斑	32, 102	特別養護老人ホーム	130
唇状瘻	113	ドナーリンパ球輸注	53
深部静脈血栓症	27, 117	ドレッシング材	11, 20, 29, 56, 71, 85, 96, 101, 111, 129
深部組織損傷（DTI）	11		
スキンケアの原則	82	**な行**	
スキンテア	66, 80	内臓痛	90, 121, 127
──の創傷管理方法	85	日本緩和医療学会	107
スキントラブル	62, 102	日本緩和医療薬学会	107
ステロイド軟膏	97	日本語版STARスキンテア分類	85
ストーマ周囲皮膚	59, 74	膿瘍形成	47
ストーマ装具	73, 112	ノンアルコール性保護膜形成剤	58
ストーマ用粉状皮膚保護剤	101	ノンアルコールタイプの皮膚被膜剤	101
スピリチュアルペイン	115		
精神的苦痛	18, 104, 109, 117	**は行**	
接触性皮膚炎	99	パウチング	33, 111
全身倦怠感	80, 88, 124	──法	31
全身状態	32, 89, 107, 110, 136	剥離刺激	32, 56, 60, 70, 120, 127
全人的苦痛	54, 95, 102, 128	播種性血管内凝固症候群	31
全人的な痛み	115	非アルコール性剥離剤	60, 77
せん妄	25, 80, 88	非固着性吸収ドレッシング材	56
線量分布図	75	皮脂量	39, 69
爪囲炎	42, 47	非侵襲的陽圧換気療法	21
造血幹細胞移植	52	非ステロイド性抗炎症薬	80, 127
創傷管理	54, 71, 85, 94	皮膚乾燥	39, 42, 48
創離開	28	──・亀裂	48
た行		皮膚乾燥の客観的指標の測定器具	39
ターンオーバー	55, 60	皮膚色素過剰	39
体圧分散ケア	17, 89, 125	皮膚障害の要因	33
体圧分散マットレス	9, 17, 58, 92, 121, 124, 137	皮膚常在菌叢	98
体圧分散用具	10, 15, 52	菲薄化	25, 48, 60, 66, 97, 119, 126
体位変換	8, 15, 23, 83, 88, 101, 121	皮膚剥離	48
体液電解質異常	30	皮膚被膜	87, 100
体性痛	106, 121, 127	皮膚皮膜剤	58
体動困難	118, 127	皮膚保護剤	12, 30, 60, 74, 101, 112

腹水貯留……………………………………………88
腹部膨満感……………………………………………88
浮腫………………………… 8, 15, 25, 39, 48, 55, 63,
　　　　　　　　　　　 66, 80, 88, 97, 117, 125
物理的刺激……………………………… 55, 60, 75, 126
部分層創傷………………………………………………80
ブレーデンスケール………………………… 15, 89, 125
分子標的薬………………………………… 36, 47, 60
粉状皮膚保護剤……………………………… 101, 115
ベスト・サポーティブ・ケア…………………… 109, 118
便失禁…………………………………… 15, 93, 97
　　──ケア………………………………………………99
扁平苔癬様………………………………………………53
蜂窩織炎………………………………………… 25, 117
放射線皮膚炎…………………………………… 66, 74
　　──の原因…………………………………………67
　　──のハイリスク…………………………………67
　　──の発症時期……………………………………67
放射線治療支援体制システム…………………………67
ポジショニング………………………… 10, 83, 92
保清……………………………………… 40, 49, 120, 135
ボディイメージ………………………… 54, 106, 115, 117
訪問看護ステーション…………………………………131

ま行

摩擦係数……………………………………………100

摩擦・ずれ………………………… 17, 23, 80, 126
末梢神経障害……………………………………………62
慢性GVHD………………………………………………52
ミコナゾール硝酸塩……………………………………99
メトロニダゾール軟膏………………………………107
モーズ軟膏（Mohsペースト）………………………110

や行

有害事象………………………… 47, 59, 67, 76, 108
　　──共通用語規準…………………………………67
輸液ルート………………………………………………84
油性清浄剤………………………………………………93
予防的スキンケア………………………… 46, 67, 82

ら行

離開創管理のポイント………………………………29
リスクアセスメント…………………… 9, 15, 89, 124
リハビリパンツ…………………………………………97
リンパ浮腫………………………………… 97, 117, 127
リンパ漏………………………………………………117
るい痩……………………………………………………88
レジメン…………………………………………………59
瘻孔管理………………………………………… 34, 113
瘻孔ケア………………………………………………109
瘻孔発生の要因………………………………………113

ケアグッズ

3M™キャビロン™スキンバリア クリーム……………100
3M™キャビロン™非アルコール性皮膜……………100
3M™やさしくはがせるシリコンテープ………… 72, 87
IV3000 ドレッシング………………………………20
アクアセル®Ag…………………………………………29
アテントSケア軟便安心パッド……………………102
アルジサイト銀…………………………………………29
エクストラケア 高保湿 ローション…………………82
エラスコット®………………………………………121
カイゲン皮フ保護シート………………………………11
キュレル ローション…………………………… 69, 82
ここちあ®………………………………………………92
コラージュフルフル泡石鹸……………………………99
シルティアクアホイップ清拭料………………………69
ステリストリップ™スタンダードスキンクロージャー……86
セキューラ®CL…………………………………… 69, 99
セキューラ®ML…………………………………… 69, 82
セキューラ®PO………………………………………100
セキューラ®ノンアルコール被膜スプレー…………100

チュービコット®……………………………………121
デュオアクティブ®ET…………………………………29
バイアテン®シリコーン………………………… 72, 87
ハイドロサイト®ＡＤジェントル………………… 72, 87, 96
ビューゲル®……………………………………… 72, 87
ヒルドイドローション0.3%…………………… 69, 82
プレディア/MEA………………………………………17
ベーテル保湿ローション………………… 40, 50, 82
メピタック®……………………………………… 72, 87
メピテル®ワン…………………………………………86
メピレックス®ボーダー………………… 12, 72, 87
メロリン®………………………………………… 72, 87
リモイス®クレンズ……………………………… 99, 105
リモイス®コート……………………………………100
リモイス®パッド………………………………………11
リモイス®バリア………………………………100, 105
ロイコストリップ®……………………………………86
ロゼックス®ゲル0.75%……………………………107

がん患者の皮膚障害
事例でわかるアセスメントとケアのポイント

著 者	祖父江正代(そぶえまさよ)
発行人	中村雅彦
発行所	株式会社サイオ出版
	〒101-0054
	東京都千代田区神田錦町 3-6 錦町スクウェアビル3階
	TEL 03-3518-9434　FAX 03-3518-9435
カバーデザイン	Anjelico
DTP	Jakcyu
本文イラスト	渡辺富一郎
印刷・製本	株式会社朝陽会

2015年8月25日　第1版第1刷発行　ISBN 978-4-907176-38-9　Ⓒ Masayo Sobue

●ショメイ：ガンカンジャノヒフショウガイ

乱丁本、落丁本はお取り替えします。

本書の無断転載、複製、頒布、公衆送信、翻訳、翻案などを禁じます。本書に掲載する著作物の複製権、翻訳権、上映権、譲渡権、公衆送信権、通信可能化権は、株式会社サイオ出版が管理します。本書を代行業者など第三者に依頼し、スキャニングやデジタル化することは、個人や家庭内利用であっても、著作権上、認められておりません。

JCOPY ＜(社)出版者著作権管理機構 委託出版物＞

本書の無断複写は著作権法上での例外を除き禁じられています。複写される場合は、そのつど事前に、(社)出版者著作権管理機構(電話 03-3513-6969、FAX 03-3513-6979、e-mail: info@jcopy.or.jp)の許諾を得てください。